针灸门穴 捷要

徐鹏◎编著

山西出版传媒集团 山西科学技术出版社

U0295815

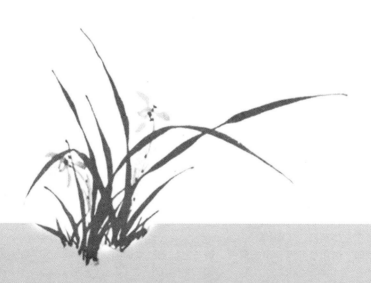

图书在版编目（CIP）数据

针灸门穴捷要/徐鹏编著. —太原:山西科学技术出版社,2018.9
(2019.5重印)

ISBN 978 – 7 – 5377 – 5798 – 0

Ⅰ. ①针… Ⅱ. ①徐… Ⅲ. ①针灸疗法 Ⅳ. ①R245

中国版本图书馆 CIP 数据核字（2018）第164101 号

针灸门穴捷要

出　版　人：赵建伟

编　　　著：徐　鹏

策　划　编　辑：张延河

责　任　编　辑：张延河

出 版 发 行：山西出版传媒集团·山西科学技术出版社
　　　　　　　地址：太原市建设南路 21 号　邮编：030012

编辑部电话：0351 – 4922135　4922072

发 行 电 话：0351 – 4922121

经　　　销：各地新华书店

印　　　刷：山西康全印刷有限公司

网　　　址：www. sxkxjscbs. com

微　　　信：sxkjcbs

开　　　本：890mm×1240mm　　1/32　　印张：7.75

字　　　数：145 千字

版　　　次：2018 年 9 月第 1 版　　2019 年 5 月太原第 2 次印刷

印　　　数：4001—9000 册

书　　　号：ISBN 978 – 7 – 5377 – 5798 – 0

定　　　价：25.00 元

徐疾有道步步为营

鹏龙翔翔时时可期

高树中题

二零一五年六月

山东中医药大学副校长高树中教授题词

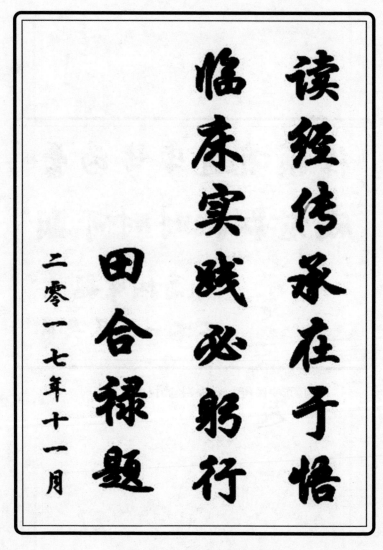

读经传承在于悟
临床实践必躬行
田合禄题
二零一七年十一月

全国易医专家田合禄教授题词

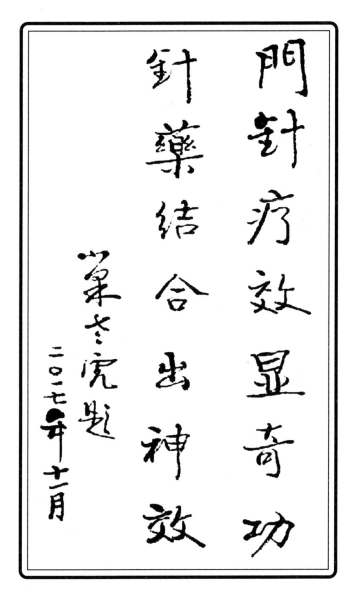

門針疗效显奇功

针药结合出神效

巢老虎题

二〇一七年十一月

孟河医派巢建民（巢老虎）老师题词

自　序

丑媳妇总要见公婆。《针灸门穴捷要》终于要和读者见面了。

《针灸门穴捷要》是本人多年来对门穴研究的心得体会，也是本人临床运用门穴治疗疾病的经验总结，其中更凝结了古代医学家及多位现代中医名家的心血。

"门穴"一词，古已有之，并不是本人的发明。在中医著作中，凡是带"门"字的穴位，都叫门穴。人体经络穴位中，以"门"命名的穴位多为气血物质出入的门户，也是外来病邪进出的地方。人体门穴共计41个。

本人学医之初就对门穴产生了浓厚的兴趣。多年来，我一边遍查古籍，搜集古人对门穴的言论及治疗经验；一边临证实践，摸索门穴的治疗技巧及方法。终于，功夫不负有心人，自己的努力在临床上得到了回报，更得到了专家的肯定。

孙思邈在《千金翼方》中说："凡诸孔穴，名不徒设，皆有深意。"门穴是人体气血物质最为集中、最为特殊的穴位，其作用可大致总结为：统领作用，为诸经腧穴之首领，起着统帅诸经腧穴的作用；调配作用，调动并重新分配人体的气血；沟通作用，是诸经脉间及先天与后天交通的桥梁；约束作用，控制并微妙地制约着人体的气血运行，升降出入。

为使更多的读者认识门穴的重要性，在临床上充分利用门穴的特殊作用来提高疗效，并在治疗方法和技巧上有所启迪，本人花费了7年多的时间，几易其稿，编成此书。

在本书的编写过程中，我有幸得到了三位中医专家的指点：

第一位专家是山东中医药大学副校长高树中教授。他不仅对书稿内容进行了修改，而且对书稿提出了许多中肯的意见。他评价说："此书有自己独到的思考和观点，确实下了不少功夫。"

第二位专家是全国易医专家田合禄教授。他在对本书稿的批注中写道："拜读了大作，不错，既有新意，又有临床经验，是本好书。只是前面的理论阐述再斟酌一下，比如经脉说成经水……"

第三位专家是孟河医派巢建民老师。他通读了全稿，同样提出了许多宝贵的建议，并给予我真诚的鼓励。

另外，田老曾为本书提供了两个书名，一为《徐鹏针法》，一为《开阖流注针法》，供我选择。这两个书名，把我抬得太高，因我水平有限，所阐述的相关观点比较肤浅，用这些书名恐有不妥。高树中教授也曾对书名提出了自己的意见，他说："真正做学问的人需要沉潜，太早以个人名字命名针法容易引起业界非议。可否用

《针灸门穴应用》之类的名字?" 我思考再三，最后将本书取名为《针灸门穴捷要》。

《针灸门穴捷要》付梓之日，更加感恩三位老师对晚辈的帮助和抬爱，晚辈会时刻铭记于心。《针灸门穴捷要》付梓之日，也更加诚惶诚恐，由于本人水平有限，书中难免有不妥之处，期望此书能得到更多专家和读者的指点。

徐　鹏

目　录

7

第一章 门穴概述

对人体门穴和相关辅助腧穴进行针刺的独特治疗方法称为门针疗法。

从古至今，还没有人系统地阐述过有关门穴的知识。

《黄帝内经》是中医的经典著作，书中反复地论述"原""络""募""背俞""下合"及"井""荥""输""经""合"等重要腧穴的主治和运用方法。如，《灵枢·九针十二原篇》云："五脏有疾当取十二原。"又如，《灵枢·邪气脏腑病形篇》云："荥俞治外经，合治内腑。"《素问·咳论》云："治脏者，治其俞；治腑者，治其合；浮肿者，治其经。"《素问·长刺节论》云："治寒热深专者，刺大脏，迫脏刺背，背俞也。"《黄帝内经》对上述特定腧穴的临床应用和经验总结，至今仍为针灸临床所采用，但《黄帝内经》中并没有关于门穴的系统介绍。

学医之初，我就对中医学中带有"门"字的名称产生了浓厚兴趣。比如，七冲门。《难经》指出，消化道有7个重要部位，即飞门、户门、吸门、贲门、幽门、阑门、魄门。这7个重要部位总称为七冲门。《难经·四十四难》云："唇为飞门，齿为户门，会厌为吸门，胃为贲门，太仓下口为幽门，大肠、小肠会为阑门，下极为魄门，故曰七冲门也。"七冲门主要具有协调饮食物的传导、控制糟粕的排泄及防止消化道内物质的反流等作用。七冲门中任何一门发生病变，都会影响到人体饮食的受纳、消化、吸收和排泄。另外，我们还可以看到，食物先经六腑（胃）进入，经五脏代谢、转化、吸收后，糟粕又从六腑（大肠）排出。这一个个环节如同一个个关口，任何一个环节出现问题，都会出现身体的不适。

从七冲门我又联想到了中医的门穴。2010 年，我开始着手研究人体门穴的临床意义及应用技巧，并在临床上试着运用门穴治疗疾病。我翻阅了大量古今中医著作，查阅关于门穴的解说及适用范围的资料。查阅资料是一件既辛苦又乏味的工作，有一段时间，我实在支撑不住有些想放弃研究门穴的想法。后来，由于在临床上使用门穴治疗疾病的疗效十分理想，所以我又重新振作起来，更加努力地去研究门穴。

我认为，疾病既然能进来，就肯定能出去。譬如说，多数肿瘤患者的疾病多源自六腑不畅。胃、大肠、小肠、胆、三焦、膀胱为六腑，其主要功能为容纳、消化、转化、吸收及排泄。五脏六腑的功能受阻，久而久之就会引起大病。气滞多源于三焦经气的不畅通；气虚难以推血前行，则致血流受阻；痰壅多源于胃气上逆，脾阳不升；积聚多源于大肠运输失衡及膀胱水液代谢紊乱。疾病的形成大多以气滞开始，这一阶段以疼痛为主，其病在表。病在腠理，痛多气滞。如果这一时期疾病不能得到有效治疗将会影响到脾胃的升降功能，甚至由气化为痰，形成痰壅。脾升则健，胃降则和。太阴之土得阳始运，阳明之土得阴自安。古人认为：九窍不和，属于六腑为病，以通为补。脾为生痰之源，肺为储痰之器。这一时期，患者多表现为头重如裹，身体沉重，移步艰难等。患者如果在这一阶段不能得到及时治疗，疾病将进一步发展，造成血瘀为患。人体存在一个庞大的自愈系统，当脾胃功能发生异常时，人体的自愈系统就会奋力抗争，调动各脏腑共同参加战斗。这一时期，虽然患者不思饮食，水谷摄入较少，但小肠会通过自身强大的吸收功能吸取水谷精微供自愈系统利用。人体的这一调动过程会加重血液流变学的改变，导致血流减慢，出现血瘀。血瘀则会导致血管内流动的血液与血管壁产生摩擦，产生内热。热极生寒，寒则凝滞，滞则不通。此时期如还是不能有效干预，疾病将进一步恶化，体内病理产物发生积聚。聚则成形，发生肿瘤。临症施治重点是要把握时机，把疾病扼杀在萌芽状态。人体通过经脉的联系成为一个有机的整体，而某一局部机能是全身机能不可分割的组成部分。所以，局部机能失常可影响全身的机能，而全身机能的失调也可表现为局部病症。这些生理、病理知识，对于更好地运用门针疗法治疗疾病是很重要的。

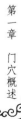

第一节　门穴的基本概念

什么是门穴？在中医著作中，凡是带"门"字的穴位，都是门穴。

门穴是人体十四经脉（除大肠经和小肠经外）上的固有腧穴，是人体气血物质最为集中的部位，为诸穴间气血运行的关键之所，是沟通人体经脉内外联系的桥梁。

门，在《现代汉语词典》中的解释为："房屋、车船或用围墙、篱笆围起来的地方的出入口""装置在上述出入口，能开关的障碍物，多用木材或金属材料做成"。《玉篇》称"人之所出入也"为门。《博雅》云："门，守也。"《释名》云："门，幕障卫也。"门的另一层含义就是隐蔽深幽，掩饰内里。寻常百姓，即使两口子发生口角，也要掩上房门，唯恐邻里听见，家丑外扬。

中医理论认为，门既是气血物质出入的门户，也是外来病邪进出的地方。《灵枢·小针解》："在门者，邪循正气之所出入也。"《素问·离合真邪论》："推阖其门，令神气存。"《医学实在易》："凡称之曰门，皆指出入处而言也。"

药王孙思邈在《千金翼方》中说："凡诸孔穴，名不徒设，皆有深意。"在人体经络穴位中，门穴的命名就含有深意。中医学把气血物质出入的门户及外来病邪进出的地方的穴位都命名为门穴。纵观十四正经上的门穴，除大肠经、小肠经无门穴外，其他诸经均有分布，其中双穴 19 个、单穴 3 个（任脉石门，督脉命门、哑门），共 41 个门穴。

第二节　门穴与脏腑、经络、器官的关系

一、与人体整体有关的门穴

与人体整体有关的门穴有归属于督脉的命门、归属于足太阳膀胱经的肓门。

二、与人体脏腑有关的门穴

与人体脏腑有关的门穴有手太阴肺经的云门，足少阴肾经的幽门，足阳明胃经的梁门、关门、滑肉门，足太阴脾经的箕门，足厥阴肝经的章门、期门，足少阳胆经的京门，任脉的石门，手厥阴心包经的郄门。

三、与脏腑神气有关的门穴

与脏腑神气有关的门穴有足太阳膀胱经的魂门、手少阴心经的神门。

四、与人体经络、肢节有关的门穴

与人体经络、肢节有关的门穴有手太阴肺经的云门，手厥阴心包经的郄门，手少阳三焦经的液门，足太阴脾

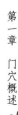

经的冲门，足太阳膀胱经的殷门、金门。

五、与人体孔窍有关的门穴

与人体孔窍有关的门穴有足太阳膀胱经的魂门、风门、殷门，手少阳三焦经的耳门，督脉的哑门，足阳明胃经的滑肉门。

魂门通于眼，耳门通于耳，风门通于鼻，哑门通于口舌，滑肉门通于口舌及肛门，殷门通于肛门及会阴。

总之，诸经门穴为气血出入之门户，百病有所入就有所出，只有抓住疾病的源头才能针下有依、施术有据，才可发挥最大的临床疗效。不可偏于局限，应统筹兼顾、全面考虑方能万全。了解诸门穴与脏腑、经络、器官的对应关系，对于学习门针疗法是非常重要的。

第三节　门穴的作用

一、统领作用

门穴最重要的作用是具有统率、领导的作用。犹如一支军队，若无统帅主政，那么士兵将目无军纪，各自为政，溃不成军，遇敌必败。古往今来，凡是无敌军队，在首领的领导下，军中一定军纪严明，令行禁止。戚继光说："夫将者，腹心也；兵者，手足也。"戚继光想要达到这样的效果，一方面要用严酷的军法，让这些乡野田间走出来的士兵，知道什么是纪律，什么是军队，畏惧将领，对自己的话不敢违背；另一方面要用无微不至的关怀、优厚的待遇，让士兵对前途充满信心，对将领爱之如父母。门穴也具有统帅的作用。门穴就像军队里的"将"，门穴所在的同一经脉上的其他腧穴就像是"兵"。在人体起着统领作用的门穴当属命门和肓门二穴。命门，归经于督脉，通于肾，元阳出入之门户，为先天之本；肓的本意为"脐"，而肓门为诸肓穴的门户，是人体气血最为集中之所。此二穴是人体最基本、最重要的处所，是生命活动的原始动力，有促进机体生长发育、发挥脏腑功能、推动血液运行的作用，是统领全身气血之要穴。

二、调配作用

门穴具有调动、配合的作用。通过门穴可以将人体气血重新调动，相互配合，促进气血配合、脏腑协调，充分开发人体内在资源，达到阴阳平衡的目的。

为了适应气血不断变化的外部环境、内部条件，达到阴阳平衡的目的，必须对气血进行调配，这样才能适应变化，维持人体组织器官的正常运转和推动诸经脉的气血运行。对气血进行调配是"穴"尽其才的手段。诸经门穴的作用各有所长，也各有所短，只有放在合适的"岗位"上，才能充分发挥门穴的潜能。就如人与事的最佳结合，不是静止的，而是动态的，需要及时进行相应的调整。气血调配是激励其他腧穴的有效方法。门穴调配包括人体气机的升降和平衡调动。如企业职务晋升和平行调动，可以对相关人员起到内在激励、新鲜感和应付挑战的作用，有利于挖掘其潜在的能力。门穴的调配是改善脏腑、经脉的重要措施，对于侵入的病邪，可以通过气血的重新调配，有效给予干预，促进身体的康复。

三、沟通作用

门穴具有沟通腧穴信息的作用，包括气机传递、通道畅通、疗效回馈等。幽门就具有这种特殊的沟通作用。"肾为胃之关，胃为肾之门"。幽门居脐上 6 寸，前正中线旁开 0.5 寸，为隐秘或阴暗的通道，与胃相毗邻，是沟通后天与先天的桥梁。

四、约束作用

门穴具有约束、控制的作用，约束或控制脏腑、组织、器官在正常的范围内进行某些功能活动。《春在堂随笔》云："必有大山当其冲，约束河伯难为灾。"门穴就具有这种特殊的约束作用。如，滑肉门通于口舌及肛门，内应腹膜油脂，外应松皮软肉，位于任脉水分旁开 2 寸的束带滑软之处，深部为小肠（小肠具有吸取水谷精微的作用）。食物进入胃后，进行一番切割，让精微的营养进入并停留在小肠，粗糙的食物残渣继续下行进入大肠。当食物进入胃中达到相对饱和时，滑肉门便发出信号停止进食；同样食物经吸收利用后，剩余的糟粕排出体外时，该穴也会发出指令（饿的指令），通知进食。这一约束、控制作用，对人体来说是至关重要的。

第四节　门穴的针刺操作方法

一、常规针刺操作方法

《灵枢·九针十二原》云："凡用针者，虚则实之，满则泄之，菀陈则除之，邪胜则虚之。《大要》曰：'徐而疾则实，疾而徐则虚。'言实与虚，若有若无；察后与先，若存若亡；为虚为实，若得若失。虚实之要，九针最妙。补泻之时，以针为之。泻曰迎之，必持内之，放而出之，排阳得针，邪气得泄。按而引针，是谓内温，血不得散，气不得出也。补曰随之，随之意若忘之。若行若按，如蚊虻止；如留如还，去如弦绝；令左属右，其气故止。外门已闭，中气乃实，必无留血，急取诛之。持针之道，坚者为宝。正指直刺，无针左右。神在秋毫，属意病者。审视血脉，刺之无殆。方刺之时，必在悬阳，及与两卫，神属勿去，知病存亡。血脉者，在俞横居，视之独澄，切之独坚。……夫气之在脉也，邪气在上，浊气在中，清气在下。……睹其色，察其目，知其散复。一其形，听其动静，知其邪正。……凡将用针，必先诊脉，视气之剧易，乃可以治也。……胀取三阳，飧泄取三阴。……阴有阳疾者，取之下陵三里，正往无殆，气下乃止，不下复始也。疾高而内者，取之阴之陵泉；疾高而外者，取之阳之陵泉也。"

《素问·刺要论》云："黄帝问曰：愿闻刺要。岐伯对曰：病有浮沉，刺有浅深，各至其理，无过其道。过之则内伤，不及则生外壅，壅则邪从之。浅深不得，反为大贼，内动五脏，后生大病。故曰：病有在毫毛腠理者，有在皮肤者，有在肌肉者，有在脉者；有在筋者，有在骨者，有在髓者。是故刺毫毛腠理无伤皮，皮伤则内动肺，肺动则秋病温疟，泝泝然寒栗。刺皮无伤肉，肉伤则内动脾，脾动则七十二日四季之月，病腹胀，烦不嗜食。刺肉无伤脉，脉伤则内动心，心动则夏病心痛；刺脉无伤筋，筋伤则内动肝，肝动则春病热而筋弛；刺筋无伤骨，骨伤则内动肾，肾动则冬病胀腰痛；刺骨无伤髓，髓伤则销铄胻酸，体解㑊然不去矣。"

《素问·缪刺论》云："黄帝问曰：余闻缪刺，未得其意，何谓缪刺？岐伯对曰：夫邪之客于形也，必先舍于皮毛；留而不去，入舍于孙脉；留而不去，入舍于络脉；留而不去，入舍于经脉；内连五脏，散于肠胃，阴阳俱感，五脏乃伤。此邪之从皮毛而入，极于五脏之次也。如此，则治其经焉。今邪客于皮毛，入舍于孙络，留而不去，闭塞不通，不得入于经，流溢于大络而生奇病也。夫邪客大络者，左注右，右注左，上下左右与经相干，而布于四末，其气无常处，不入于经俞，命曰缪刺。帝曰：愿闻缪刺，以左取右，以右取左，奈何？其与巨刺，何以别之？岐伯曰：邪客于经，左盛则右病，右盛则左病，亦有移易者，左痛未已而右脉先病，如此者，必巨刺之。必中其经，非络脉也。故络病者，其痛与经脉缪处，故命曰缪刺。"

《针灸大成·针灸直指·五刺应五脏论》云："岐伯曰：凡刺有五，以应五脏。一曰半刺者，浅内而疾发，无针肉，如拔毛状，以取皮气，以应肺也；二曰豹文刺者，左右前后针之，中脉，以取经络之血，以应心也；三曰关刺者，直刺左右尽筋上，以取筋痹，慎无出血，以应肝也；四曰合谷刺者，左右鸡足，针于分肉之间，以取肌痹，以应脾也；五曰输刺者，直入直出，深内至骨，以取骨痹，以应肾也。"

《针灸大成·针灸直指·九刺应九变论》："岐伯曰：凡刺有九，以应九变。一曰输刺者，刺诸经荥输、脏俞也；二曰远道刺者，病在上取之下，刺腑俞也；三曰经刺者，刺大经之结络经分也；四曰络刺者，刺小络血脉也；五曰分刺者，刺分肉间也；六曰大泻刺者，刺大脓也；七曰毛刺者，刺浮痹皮肤也；八曰巨刺者，左取右，右取左也；九曰焠刺者，燔针以取痹也。"

《针灸大成·针灸直指·十二刺应十二经论》："岐伯曰：凡刺有十二，以应十二经。一曰偶刺者，以手直心若背，直痛所，一刺前，一刺后，以治心痹；二曰报刺者，刺痛无常处，上下行者，直内无拔针，以左手随病所按之，乃出针复刺也；三曰恢刺者，直刺傍之举之前后，恢筋急，以治筋痹；四曰齐刺者，直入一，傍入二，以治寒气少深者；五曰扬刺者，正内一，傍内四而浮之，以治寒气博大者；六曰直针刺者，引皮乃刺之，以治寒气之浅者；七曰输刺者，直入直出，稀发针而深之，以治气盛而热者；八曰短刺者，刺骨痹，稍摇而深之，置针骨所，以上下摩骨也；九曰浮刺者，傍入而浮之，以治肌急而寒者；十曰阴刺者，左右率刺之，以治寒厥、中寒厥，足踝后少阴也；十一曰傍针刺者，宜傍刺各一，以治留痹久居者；十二曰赞刺者，直入直出，数发针而浅之出血，是谓治痈肿也。"

《针灸大成·针灸直指·手足阴阳经脉刺论》："岐伯曰：足阳明，五脏六腑之海也。其脉大，血多气盛，壮热，刺此者，不深弗散，不留弗泻也。足阳明，刺深六分，留十呼。足太阳，深五分，留七呼。足少阳，深四分，留五呼。足太阴，深三分，留四呼。足少阴，深二分，留三呼。足厥阴，深一分，留二呼。手之阴阳，其受气之道近，其气之来疾，其刺深者，皆无过二分，其留皆无过一呼。刺而过此者，则脱气。"

《针灸大成·针灸直指·标本论》："岐伯曰：先病而后逆者，治其本；先逆而后病者，治其本；先寒而后生病者，治其本；先病而后生寒者，治其本；先热而后生病者，治其本；先泄而后生他病者，治其本，必且调之，乃治其他病。先病而后中满者，治其标；先病而后泄者，治其本；先中满而后烦心者，治其本；有客气，有同气。大小便不利，治其标；大小便利，治其本。病发而有余，本而标之，先治其本，后治其标；病发而不足，标而本之，先治其标，后治其本。谨详察间甚，以意调之，间者并行，甚为独行，先大小便不利，而后生他病者，治其本也。"

上面介绍的这些经典论述，是常规针刺操作的原则和方法，是针灸工作者必须掌握的内容。

二、子午流注针刺操作方法

《扁鹊神应针灸玉龙经·流注序》云："天有十干，地支十二。以干加支，常遗其二。二一合化，五运六气，是以甲、乙、丙、丁、死，所以甲犹草木，原因壬癸。气行于天，质具于地。质气之分阴质、阳气，故阳主变化，阴主专静，而莫自制。是以阳腑示原，阴脏隐秘。然夫自子至巳，六阳化合；自午至亥，六阴变化。唯壬得一，癸二从之，为阴阳动静之枢纽，气数欲兆之时。故气运一周，一会于壬癸，交接挥持，莫为其纪，故子午流注真诀，甲始于戌而壬亥为终，壬子、癸丑为终始之地。一顺一逆，一纵一横，一起一止，一变一互，一合一化，一君一臣，一佐一使，一生一克，一母一子，一夫一妇，交神合气，变化无穷。所以一岁总六十穴，月、日、时、刻，一刻备六十穴，岁明，月、日如之，其何以然哉！日、月，三十日则一会于壬，河图一穴居北而括万极，此皇极先天之数所由起，五行五气，所由化合，子午流注针法之心要也，神之变化。

"诗曰：甲胆乙肝丙小肠，丁心戊胃己脾乡，庚是大肠辛是肺，壬属膀胱癸肾详。

"地支十二属：十二经行十二时，子原是胆丑肝之，肺居寅位大肠卯，辰胃流传巳在脾，午字便随心脏定，未支须向小肠宜，申膀酉肾戌包络，唯有三焦亥上推。

"阴阳经络所属。手之三阴：肺，太阴；心，少阴；心包，厥阴。足之三阴：脾，太阴；肾，少阴；肝，厥阴。手之三阳：小肠，太阳；三焦，少阳；大肠，阳明。足之三阳：膀胱，太阳；胆，少阳；胃，阳明。

"直年司天歌：子午少阴居，心肾共相宜；卯酉阳明胃，大肠当共知；寅申少阳胆，三焦自有期；巳亥厥阴肝，心包脉细微；辰戌行太阳，膀胱及小肠；丑未太阴土，脾肺是其乡。"

本书在第三章第一节中讲述的周天针法，所采取就是子午流注针刺操作方法。

三、补泻针刺操作方法

关于补泻针刺操作方法，历代医家众说纷纭，我个人比较推崇《黄帝内经》所介绍的补泻针刺操作方法。《针灸大成》对此有所发挥。

《针灸大成·内经补泻》云："帝曰：余闻刺法，有余者泻之，不足者补之。岐伯曰：百病之生，皆有虚实，而补泻行焉。泻虚补实，神去其室，致邪失正，真不可定，粗之所败，谓之天命。补虚泻实，神归其室，久塞其空，谓之良工。凡用针者，随而济之，迎而夺之，虚则实之，满则泻之，菀陈则除之，邪盛则虚之。徐而疾则实，疾而徐则虚。言实与虚，若有若无；察后与先，若存若亡；为虚与实，若得若失。虚实之要，九针最妙。补泻之时，以针为之。泻曰迎之，必持内之，放而出之，排阳得针，邪气得泄。按而引针，是谓内温，血不得散，气不得出也。补曰随之，随之意若妄之。若行若按，如蚊虻止；如留如还，去如弦绝；令左属右，其气故止。外门已闭，中气乃实，必无留血，急取诛之。刺之而气不至，无问其数，刺之而气至，乃去之，勿复针。针有悬布天下者五：一曰治神，二曰知养身，三曰知毒药，四曰制砭石大小，五曰知腑脏血气之诊。五法俱立，各有所先。今末世之刺也，虚者实之，满者泄之，此皆众工所共知也。若夫法天则地随应而动，和之者若响，随之者若影，道无鬼神，独来独往。……是故工之用针也，知气之所在，而守其门户，明于调气补泻所在，徐疾之意，所取之处。泻必用圆，切而转之，其气乃行，疾而徐出，邪气乃出，伸而逆之，摇大其穴，气出乃疾。补必用方，外引其皮，令当其门，左引其枢，右推其肤，微旋而徐推之，必端以正，安以静，坚心无解，欲微以留气，气下而疾出之，推其皮，盖其外门，神气乃存，用针之要，无忘其神。"

《素问·针解》："刺虚则实之者，针下热也，气实乃热也。满而泄之者，针下寒也，气虚乃寒也。菀陈则除之者，出恶血也。邪胜则虚之者，出针勿按也。徐而疾则实者，徐出针而疾按之。疾而徐则虚者，疾出针而徐按之。言实与虚者，寒温气多少也。若无若有者，疾不可知也。察后与先者，知病先后也。为虚与实者，工勿失其法也。若得若失者，离其法也。虚实之要，九针最妙者，为其各有所宜也。补泻之时以针为之者，与气开阖相合也。九针之名各有不同形者，针穷其所当补泻也。刺实须其虚者，留针阴气隆至，乃去针也。刺虚须其实者，阳气隆至，针下热乃去针也。经气已至，慎守勿失者，勿变更也。浅深在志者，知病之内外也。远近如一者，浅深其候等也。如临深渊者，不敢堕也。手如握虎者，欲其壮也。神无营于众物者，静志观病人，无左右视也。义无邪下者，欲端以正也。必正其神者，欲瞻病人目，制其神，令气易行也。"

《黄帝内经》中原无《刺法论》，该篇虽为后世所附，但其提倡的"迎随补泻""呼吸补泻"等针刺操作方法在临床上运用较广，疗效确切，值得推广。

《素问·刺志论》："夫实者，气入也；虚者，气出也。气实者，热也；气虚者，寒也。入实者，左手开针孔也；入虚者，右手闭针孔也。"

迎随补泻：迎，就是逆着经脉循行的方向斜刺，为泻法，多用于实证；随，就是顺着经脉循行的方向斜刺，为补法，多用于虚证、寒证。《灵枢·根结》："形气不足，病气有余，是邪胜也，急泻之；形气有余，病气不足，急补之。形气不足，病气不足，此阴阳俱不足也，不可刺之，刺之则重不足，重不足则阴阳俱竭，血气皆尽，五脏空虚，筋骨髓枯，老者绝灭，壮者不复矣。形气有余，病气有余，此谓阴阳俱有余也，急泻其邪，调其虚实。故曰：有余者泻之，不足者补之。此之谓也。故曰刺不知逆顺，真邪相搏，满而补之，则阴阳四溢，肠胃充郭，肝肺内膜，阴阳相错；虚而泻之，则经脉空虚，血气竭枯，肠胃㑊辟，皮肤薄著，毛腠夭焦，予之死期。"

呼吸补泻：吸气时施针至穴位处，留针少许，随后嘱咐患者深吸气时转针使之得气，紧跟着咳嗽一声将针拔出，此为泻法。临证中对于一些痛症常取此法，收效颇佳。扪、切、推、弹、抓，先通其气，将气引入穴中后，便可在呼气时施针至穴位处，留针片刻，轻提针"如鱼吞钩"，说明得气，候吸气时缓出针，并急扪针孔令神气留止，此为补法，多用于一些虚证、寒证。《素问·离合真邪论》："吸则内针，无令气忤；静以久留，无令邪布；吸则转针，以得气为故；候呼引针，呼尽乃去，大气皆出，故命曰泻。……扪而循之，切而散之，推而按之，弹而努之，抓而下之，通而取之，外引其门，以闭其神。呼尽内针，静以久留，以气至为故，如待所贵，不知日暮，其气以至，适而自护，候吸引针，气不得出，

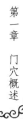

各在所处，推阖其门，令神气存，大气留止，故命曰补。"《灵枢·刺节真邪》："用针者，必先察其经络之虚实，切而循之，按而弹之，视其应动者，乃复取之而下之。"

明白了迎随补泻及呼吸补泻的针刺操作方法，还需要了解什么是平补平泻针刺操作方法（简称平补平泻法）。下面简单谈一下我对平补平泻法的理解，仅供读者参考：平补平泻法介于补法与泻法之间，扪、切、推、弹、抓，先通其气，将气引入穴中后，便可在呼气时施针至穴位处，留针少许时间，随后便结合吸气时转针使之得气。也就是说平补平泻法是将补法与泻法结合起来使用的一种针刺操作手法。

四、挑刺操作方法

挑刺操作方法（简称挑刺法）是一种古老的民间针灸疗法，通常是指是在一定穴位或部位，用特制针具挑断皮下白色纤维组织以治疗某些疾病的一种针刺操作方法。挑刺法由我国传统中医九刺中的络刺发展而来。又分别称挑破而出血的为"破"；挑破创口较大而放血的为"决"；挑刺较深的为"掘"。挑刺法必须按照辨证施治的原则，明确病位，以做出临床诊断，确定治则和治法，选取相应的穴位和部位。如腰痛时，常在京门进行挑刺，肩痛常在外关挑刺，肝气郁结常在期门挑刺，周天针法也常用到挑刺法。挑刺法唯一的缺点是略有疼痛。

五、升降针刺操作方法

一提到升降，大家就会联想到人体的气机。升降针法（即升降针刺操作方法）就是根据人体气血的升降运行进行针刺的一种操作方法。人体的气血循行方向为左升右降。左右者，阴阳之通路。《黄帝内经》说："肝生于左，肺藏于右。"这是对肝、肺气机升降的高度概括。左为血，右为气；血为气之母，气为血之帅。左右既指气血阴阳的升降功能，又即指身体的左右部位。病在左侧属血分，多血虚、血瘀；病在右侧属气分，多为气虚、气滞。明白了这些道理，才可以进行临床治疗。升降针法就是根据气血升降的原则进行施针的。升降针法不按经脉循行方向施术，只需要在针刺时，将左侧针的针尖向上、右侧针的针尖向下进行操作即可。临床上，升降针法对肝气郁结引起的胸闷、气短、易怒、烦躁不安等患者具有较好的临床疗效。

第五节　十四经脉门穴分述

十四经脉指的是十二经脉、任脉、督脉。

人体的气血是不断循环流动的。气血流动不息，并向身体各处的脏腑、组织、器官渗灌，这样才能保证身体各处的营养需求，维持各脏腑、组织、器官的功能活动。而十二经脉为气血运行的主要通道。人体十二经脉

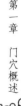

的气血循环贯注就是针灸学上常说的"十二经脉流注"。经脉运行气血，气血的运行有赖于肺气的传输，所以十二经脉气血流注从手太阴肺经开始，逐经相传，至肝经而终，再由肝经复传于肺经，流注不已，从而构成了周而复始、如环无端的循环传注系统。正如《灵枢·卫气》云："阴阳相随，外内相贯，如环之无端。"十二经脉的流注次序是：从手太阴肺经开始，依次传至手阳明大肠经、足阳明胃经、足太阴脾经、手少阴心经、手太阳小肠经、足太阳膀胱经、足少阴肾经、手厥阴心包经、手少阳三焦经、足少阳胆经、足厥阴肝经，最后再回到手太阴肺经。

下面我们就来详细了解一下各经门穴：

一、手太阴肺经门穴（云门）

（一）云门

归经：手太阴肺经。

定位：胸前壁外上方，肩胛骨喙突上方，锁骨下窝凹陷处，距前正中线旁开6寸，锁骨下窝。

穴义：云，云雾，指脉气也；门，出入之门户也（各门穴名中的"门"字意思相同，后文不再重复讲解"门"字含义）。《素问·阴阳应象大论》云："云出天气。"又云："天气通于肺。"此穴为手太阴肺经脉气所发，肺气如云，是肺气出入宣降之门户，故名云门。肺主气，朝百脉，营气从肺出又从肺入，主调全身之脉气。

该穴五行属金，在人体中好比一把利剑，首当其冲。运行规律为循肺经下传至中府，调和诸经脉气。

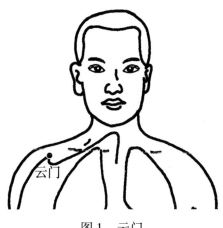

图1 云门

作用：清肺理气、除烦满、利关节、调百脉。

主治：常用于治疗咳嗽、胸痛、胸闷、哮喘、四肢热、肩关节周围炎、胸肌风湿症、喉痹等。

注意事项：由于该穴靠近肺部，故针刺必须谨慎，以免刺伤肺部，造成气胸。该穴不宜自行针灸。

二、足阳明胃经门穴（梁门、关门、滑肉门）

（一）梁门

归经：足阳明胃经。

定位：在上腹部，位于脐上4寸，距前正中线旁开2寸，或中脘穴旁开2寸处。

穴义：梁，屋顶之横木也。意指胃经的气血物质被

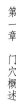

本穴约束。本穴物质为承满传来的地部经水。本穴位于腹部肌肉之隆起（脾土堆积）处，有约束经水向下流行的作用，经水的下行是满溢之状，如跨梁而过，故名梁门。

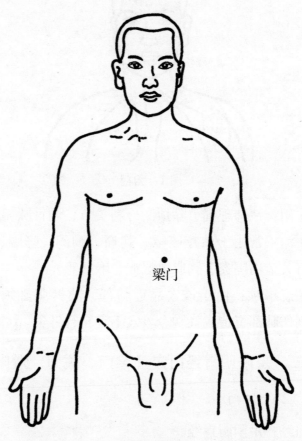

图2　梁门

作用：调中气、和肠胃、化积滞。

主治：常用于治疗纳少、胃疼、呕吐等胃部疾病。

注意事项：过饱者禁针，肝大者慎针或禁针，不宜作大幅度提插。

（二）关门（又名关明）

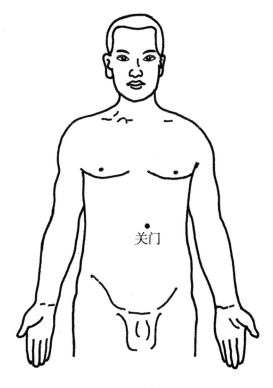

图3　关门

归经：足阳明胃经。

定位：在上腹部，脐上3寸，距前正中线旁开2寸，或梁门下1寸处。

穴义：关，关卡也。穴在胃脘下部，约当胃肠交界之关，如同门户，故名关门。

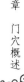

作用：调理脾胃、利水消肿。

主治：常用于治疗腹胀、食欲不振、肠鸣、泄泻及水肿。

（三）滑肉门（又名滑幽门）

归经：足阳明胃经。

定位：在上腹部，位于脐上 1 寸，距前正中线旁开 2 寸处。

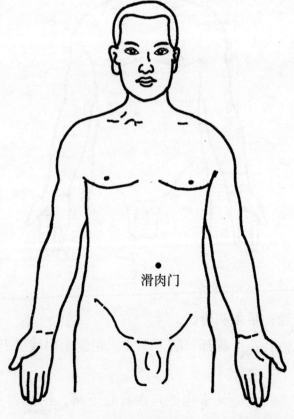

滑肉门

图 4　滑肉门

穴义：滑，滑行也；肉，脾之所属也，土也。本穴内应腹膜油脂，外应松皮软肉，在任脉水分旁2寸，束带滑软之处，深部为小肠，主分水谷精血，滑利果肉、米菜，因名滑肉门。

作用：和胃调中、宁神定志。

主治：常用于治疗胃肠病、癫狂、妇科疾病、呃逆、重舌、吐血、泄泻等。

我临床上常取本穴配内关、足三里治疗胃脘痛，三穴相配可起到镇惊安神、清心开窍之作用。

三、足太阴脾经门穴（箕门、冲门）

（一）箕门

归经：足太阴脾经。

定位：在大腿内侧，位于血海与冲门连线上，血海上6寸，长收肌和缝匠肌交角的动脉搏动处。

穴义：箕，簸箕。当两腿分开，席地而坐，其形如箕，穴在大腿内侧，左右对称，故名箕门。

作用：健脾渗湿、通利下焦。

主治：常用于治疗小便不利、腹股沟肿痛、阴囊湿疹、尿闭、遗尿、遗精、睾丸炎、腹股沟淋巴结炎等。

注意事项：避开动脉，不宜深刺。

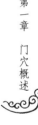

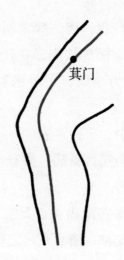

图5　其门

（二）冲门（又名慈宫、上慈宫）

归经：足太阴脾经。

定位：腹股沟外侧，距耻骨联合上缘中点旁开3.5寸处，当髂外动脉搏动处的外侧。

穴义：冲，冲要。此穴部位重要，相当于下肢与腹部间的门户，故名冲门。此穴在腹部之曲骨旁，当腹股沟动脉处，足太阴之脉自箕门上行，由此直冲入腹。

作用：调中益气、温经活血。

主治：常用于治疗腹痛、疝气、小便淋沥、尿闭、带下、产后血崩、睾丸炎、子宫内膜炎等。

注意事项：避开动脉，不宜深刺。

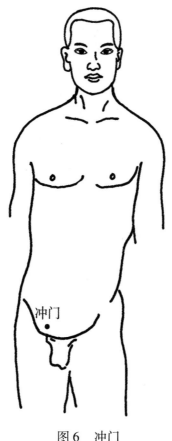

冲门

图6　冲门

四、手少阴心经门穴（神门）

（一）神门（又名兑冲、中都、锐中）

归经：手少阴心经。

定位：在腕部，位于腕掌侧横纹尺侧端，手掌平行侧展时，当尺侧腕屈肌腱之桡侧缘凹陷中。

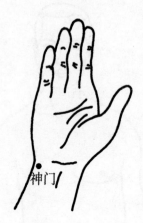

图7　神门

穴义：神，心神。心藏神，此穴为手少阴心经的原穴和输穴，是心气出入之门户，故名神门。

作用：宁心、安神、通络。

主治：常用于治疗心痛、高血压、惊悸、失眠健忘、神经衰弱、痴呆、癫狂、掌中热、便秘、无脉症等。

注意事项：该穴在腕关节处，禁深捣。

五、足太阳膀胱经门穴（风门、魂门、肓门、殷门、金门）

（一）风门（又名热府。有左风门、右热府之说）

归经：足太阳膀胱经。

定位：俯卧位，在第 2 胸椎棘突下，督脉旁开 1.5

寸处。

穴义：风，风邪。此穴为风邪出入之门户，主风疾，故名风门。

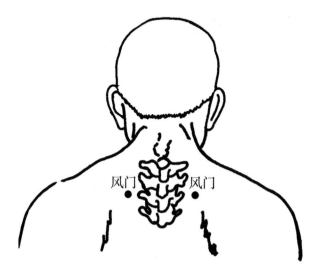

图8　风门

作用：主风疾。

主治：常用于治疗伤风、咳嗽、发热、头痛、项强、胸背痛、肩膀酸痛等。

注意事项：本穴不能向内直刺、深刺，以免刺伤肺脏，引起气胸。

（二）魂门

归经：足太阳膀胱经。

定位：在背部，第9胸椎棘突下旁开3寸处。

穴义：魂，灵魂。本穴平肝俞。肝藏魂，体阴而用阳，为将军之官。此穴为肝阳出入与护卫肝阳之门户，因名魂门。

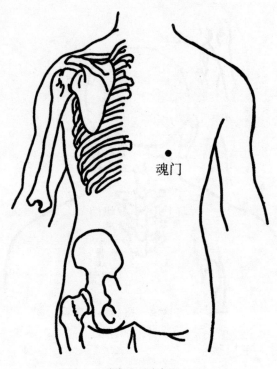

图9　魂门

作用：疏肝利胆、宽胸理气、镇惊安神、活血止痛。

主治：常用于治疗消化系统疾病、精神神经系统疾病、心胸病、风湿病等。

注意事项：本穴不可深刺，以免刺伤肝脏。

（三）肓门

归经：足太阳膀胱经。

定位：在腰部，位于第1腰椎棘突下旁开3寸处。

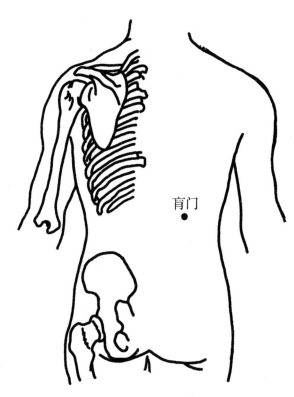

図門

图 10　育门

穴义：育，心下膈膜也。穴内调节的物质为膏育传来的膏脂之物。意指天部气血中夹带的膏脂之物在此冷降，即人体的膏脂与膏育外输的膏脂进入育门回落、重构，再分配。《素问·腹中论》云："其气溢于大肠而著于育，育之原在脐下。"《灵枢·九针十二原》："育之原出于脖胦。"《难经·六十六难》："五脏原者，三焦之所行。"《素问·痹论》："熏于育膜。"张隐庵曰："络小肠之脂膜谓之育。"本穴上有膏育，下有胞育，前有育俞，与

三焦俞平，是三焦之气出入之处。本穴由脊背透连脐腹，与膀胱经之肓俞相应，犹上下、前后诸肓穴之门户，即全身脂膜之总纲也，意谓本穴连通广泛也。《黄帝内经》："肓之原，根于背上，生于肝系。"意本穴内应肓原，犹肓原外达之门也。穴当其处，因名肓门。

　　本穴与膏肓相对应，膏肓为膏脂之物的输出之处，而本穴则为膏脂之物的回落之处。运行规律为膏脂之物由天部冷降归于地部的过程。

　　高树中教授在为本书批注时，纠正了我以往对膏肓的错误认识。高老师指出："对膏肓的错误认识延续了几千年。实际上膏就是膈，肓就是脐。"下面我们看一下高老师对膏肓的诠释："膏、肓与膈、脐的关系十分密切。人体三焦的划分以膈、脐为界。膈以上为上焦，膈以下、脐以上为中焦，脐以下为下焦。生理上膈关、脐关是人体三焦重要的关口和枢纽，是人体深部的元气汇聚和转输于五脏之处，是供应五脏营养和活动的动力之源。元气以三焦为道路，通过三焦布散到人体上下、表里、内外。其中，膈关是上焦和中焦的枢纽，脐关是中焦和下焦的枢纽，即膈是三焦将元气由中焦转输至上焦的关口，脐是三焦将元气由下焦输布至中焦的关口。在病理上，膈关、脐关一旦出现问题，三焦的功能就要受到影响。三焦为元气通行之所，元气的运行障碍直接影响到五脏六腑的功能，甚至出现'病入膏肓'的危症。'病入膏肓'中的'膏'为膈之所在，'肓'为脐之所在。《黄帝内经》所说的'伏梁'及'病深者，其声哕'的病位即指此而言，是部位最深和最难以治疗的病症。可见，膈关、脐关这两个枢纽对人体保持健康状态是十分重要的。"从上面的介绍不难得出结论，当人体出现整体反应时，可以首选膏肓、肓门这两个穴位。如，临症中针对一些临床表现不明显的患者，主诉全身不适，但无证可寻，此时运用这2个穴位进行治疗可取得理想效果。

作用：理下焦、调气机。

主治：常用于治疗腹痛、痞块、便秘、乳疾、高脂血症等。

注意事项：肓门不能深刺，以免刺伤肾脏。

（四）殷门

归经：足太阳膀胱经。

定位：在大腿后面，位于承扶与委中的连线上，承扶下6寸处。

穴义：殷，盛大、众多、富足也。本穴在承扶之下、委中之上，两穴直线折中之处，其处肌肉丰盈，本经脉气由此而出，故名殷门。

作用：舒筋通络、强膝壮腰。

主治：常用于治疗腰脊疼痛、腰部扭伤、坐骨神经痛、下肢麻木等。

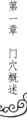

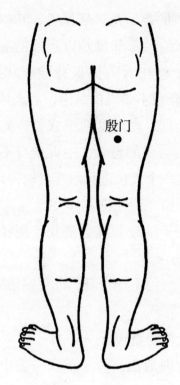

殷门

图 11 殷门

（五）金门（又名关梁、梁关）

归经：足太阳膀胱经。

定位：位于足外侧部，当外踝前缘直下，骰骨下缘处。

穴义：金，水所从出。此穴为太阳之郄，为寒水所生之门，故名金门。

作用：安神开窍、通经活络、温化水湿。

主治：常用于治疗头痛、眩晕、腰膝痛、小儿惊风、下肢痿痹、外踝痛等。

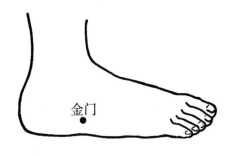

图 12　金门

六、足少阴肾经门穴（幽门）

（一）幽门（又名上门、上关、幽关）

幽门在中医学中有两个含义：一指消化道中胃和十二指肠的连接口，一指穴位幽门。本书介绍的是穴位幽门。

归经：足少阴肾经。

定位：位于脐上 6 寸，前正中线旁开 0.5 寸。

穴义：幽，深长，隐秘或阴暗的通道。意指肾经、冲脉的寒湿水气在此吸热后极少部分循经上行。本穴物质为腹通谷传来的寒湿水气，因其性寒，湿滞重，至本穴后，在外部传入之热的作用下只有极少部分水湿循经上行，肾经、冲脉气血从此由寒湿之性转变为温热之性，故名。本穴为冲脉、足少阴之会，所以该穴物质既有肾经气血，又有冲脉气血。

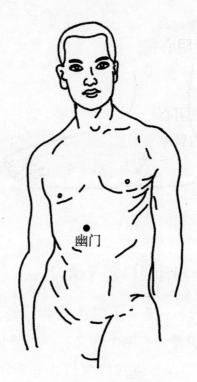

幽门

图 13　幽门

作用：升浊降清。

主治：常用于治疗恶心、呕吐、饮食不下、消化不良、支满心痛、逆气烦心、胃痉挛、胃下垂、肋间神经痛，以及妇产科疾病，如乳腺炎、乳汁缺乏、妊娠呕吐等。

注意事项：不可深刺，以免伤及内脏；可灸。

七、手厥阴心包经门穴（郄门）

（一）郄门

归经：手厥阴心包经。

定位：在前臂掌侧，当曲泽与大陵的连线上，腕横纹上5寸。

穴义：郄，即孔隙，是气血聚会之所。本穴为手厥阴心包经之郄，在前臂两筋之间，其穴深大，故名郄穴。

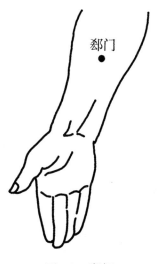

图 14　郄门

作用：疏导水湿、清热止血、宁心止痛、活血化瘀。

主治：常用于治疗胸痛、胸膜炎、痫证、神经衰弱、乳腺炎、心悸、心动过速、心绞痛、膈肌痉挛等。

注意事项：郄门深部有前臂动、静脉，所以针刺时

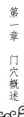

应注意避开血管。

八、手少阳三焦经门穴（液门、耳门）

（一）液门

归经：手少阳三焦经。

定位：位于手背部，当第4、第5指间指蹼缘后方赤白肉际处。

穴义：液，水液。本穴具有通调水液的功效，犹如水气出入之门户，故名液门。

作用：升清降浊、调节水液、清热散风、安神定志。

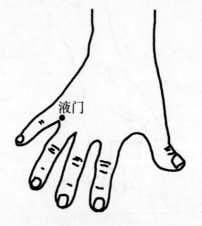

图 15　液门

主治：头痛、目赤、耳痛、耳鸣、耳聋、喉痹、咽喉炎、狂疾、手指手臂痛、膝关节炎、关节肿胀等。

（二）耳门

归经：手少阳三焦经。

定位：在面部，当耳屏上切迹的前方，下颌骨髁突后缘，张口有凹陷处。

穴义：耳，即耳窍。该穴位居外耳道口，具有聪耳助听的功能，犹如声音入耳之门户，故名耳门。

作用：开窍聪耳、泻热活络。

主治：常用于治疗耳聋、耳鸣、齿痛、中耳炎、颞下颌关节炎等。

注意事项：不宜针刺过深，也不宜留针时间过长。

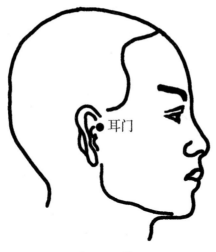

图16　耳门

九、足少阳胆经门穴（京门）

（一）京门（又名气府、期俞）

归经：足少阳胆经。

定位：在侧腰部，章门后 1.8 寸，第 12 肋骨游离端

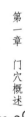

的下方。

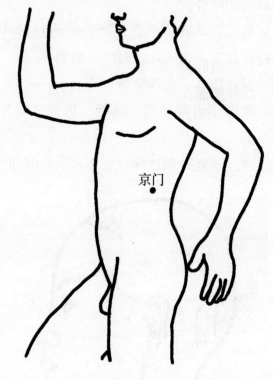

图 17 京门

穴义：京，与"丘"同义，高大之土阜。该穴在第
12 肋骨前端，第 11 肋骨下缘，四周隆起，犹如胸廓大丘
之门，故名京门。

作用：健脾通淋、温阳益肾。

主治：常用于治疗小便不利、水肿、胁痛、腰痛、
腹胀、腹泻、肾炎、高血压、带状疱疹等。

注意事项：不可深刺。

十、足厥阴肝经门穴（章门、期门）

（一）章门（又名长平、胁髎）

归经：足厥阴肝经。

定位：在侧腰部，位于第 11 肋游离端的下方，肘尖对应处。

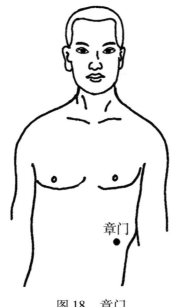

图 18　章门

穴义：章，同"障"。该穴有通痞塞的作用，犹如开四章之门，故名章门。

作用：疏肝健脾、理气散结、清利湿热。

主治：常用于治疗腹胀、肠鸣、泄泻、呕吐、黄疸、痞块、肝脾肿大、肝炎、肠炎、小儿疳积、胸胁痛及腰

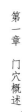

脊痛等。

（二）期门（又名肝募）

归经：足厥阴肝经。

定位：在胸部，位于乳头直下，第6肋间隙，前正中线旁开4寸处。

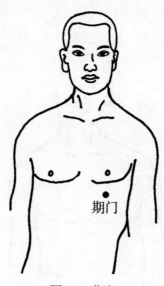

图19　期门

穴义：期，时也，会也。人体气血始出云门，历经肺、大肠诸经，经行十二时辰，至此恰为1周，然后周而复始，复出云门，故该穴名曰期门。

作用：平衡阴阳、健脾疏肝、理气活血。该穴为足太阴、足厥阴、阴维之会，为肝之募穴。该穴的气血物质不阴不阳，所以该穴除具有平衡阴阳的作用外，还具有止痛的作用，为人体的消痛穴。

主治：常用于治疗胸胁胀痛、胆绞痛、呕吐、吐酸、呃逆、腹胀、乳腺炎、乳腺增生等。《千金方》云："主喘逆、卧不安、咳、胁下积聚。"《铜人腧穴针灸图经》云："治胸中烦热、奔豚上下、目青而呕、霍乱、泻痢、腹坚硬、大喘不得安卧、胁下积气。"《针灸大成》云："胸连胁痛，期门、章门、丘墟、行间、涌泉取之。"

十一、督脉门穴（命门、哑门）

（一）命门

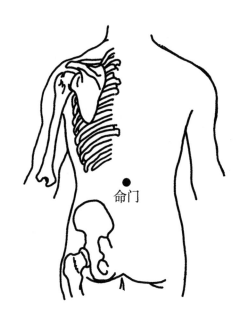

图 20 命门

命门，在中医学中有 3 个含义：首先，命门在五脏学说中指肾脏（即左肾右命门之说）；其次，命门在经络学说中指督脉上的腧穴命门；最后，命门在《黄帝内经》中指眼睛。本书所讲的命门主要是指经络学说中的穴位命门。

归经：督脉。

定位：命门位于腰部，当后正中线上，第2腰椎棘突下凹陷中。

穴义：命，即生命。肾为生命之源，穴在两肾之间，相当于肾气出入之门户，故名命门。

作用：培元固本、强健腰膝。

主治：常用于治疗虚损腰痛、脊强反折、腰扭伤、神经痛、遗尿、尿频、泄泻、遗精、白浊、前列腺炎、阳痿、早泄、赤白带下、月经不调、子宫内膜炎、盆腔炎、脊柱炎、头晕耳鸣、癫痫、惊恐、手足逆冷、肾炎、坐骨神经痛、下肢瘫痪等。

注意事项：有麻电感时应立即拔针，停止深刺。

（二）哑门（又名喑门）

归经：督脉。

定位：位于项部，当后发际正中直上0.5寸处。

穴义：哑，发不出声也。该穴可以治哑，也可致哑，故名哑门。

作用：散热收引、醒神开窍。

主治：常用于治疗舌缓不语、音哑、头重头疼、颈项强急、脊强反折、中风、尸厥、癫狂、痫证、癔证、鼻出血、呕吐等。

注意事项：因为深部接近延髓，所以必须拿捏好针刺的角度和深度。

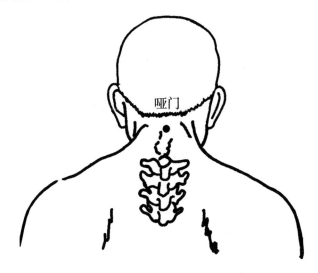

图 21　哑门

十二、任脉门穴（石门）

（一）石门（又名丹田、利机、精露、端田、三焦募）

归经：任脉。

定位：在下腹部，前正中线上，位于脐下 2 寸处。

穴义：石，坚也。该穴能治疗腹部硬块，并有绝孕之说，故名石门。

作用：补肾调经、理气止痛、通利水道。

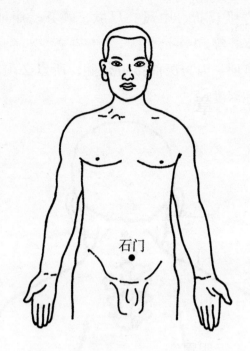

图 22　石门

　　主治：常用于治疗腹胀、泻痢、脐周痛、水肿、小便不利、遗精、阳痿、闭经、带下、崩漏、产后恶露不尽等。

　　注意事项：孕妇禁针。女子及孕妇慎用，可致绝子。《针灸甲乙经》云："女子禁，不可刺灸中央，不幸使人绝子。"《图翼》载："一传欲绝产，灸脐下二寸三分。"

第二章 门穴的临床价值及与阴阳的关系

第一节 门穴的临床价值

在人体经络上分布着许多穴位，每个穴位都有着一定的作用。门穴是经络上的特殊穴位，它的临床价值值得我们深入探讨。

一、足阳明胃经门穴的临床价值

足阳明胃经上有"一房三门"。

"一房三门"充分体现了足阳明胃经的重要性。房，指的是库房（穴位名）。一座房子，首先得有一个正门，正门进去后，东、西两边各有一个侧门，这就是所谓的"三门"。正门为梁门，具有会客及广纳水谷的作用；东侧门为滑肉门，具有升发、出入的作用；西侧门为关门，具有收藏、储存的作用。足阳明胃经多气多血，承满而关门，以备不时之需。水谷的进入多少要看房子的正门（梁门）是否开放正常，五谷及其他物品要想进入，正门必先打开；水谷的吸收及输布是否顺利，要看房子西侧门（关门）的功能是否正常，因胃内的水谷精微进入小肠后需要慢慢吸收；对于一些无法吸收和利用的水谷残渣要想出入正常，就要看东侧门（滑肉门）是否润滑通利。胃为水谷之海，为后天之本。要想保证人体的功能活动正常，后天营养物质的补充十分重要。所以，临床治疗上首先必须保证胃的功能正常，也就是说必须保证足阳明胃经上的三个门穴功能正常。

二、足太阴脾经门穴的临床价值

为便于理解，笔者将足太阴脾经上的重要穴位总结为一段话：商丘住两人，太白与公孙，泉溪汇于海，门开舍大包。足太阴脾经，上有"太白金星"（太白），下有"公孙大人"（公孙），两位"高人"在此监管和维系着足太阴脾经的功能正常运行。就拿公孙来说，不仅可以治疗本经病，而且具有智慧与谋略之功，对治疗脑萎缩、智力低下、老年痴呆、脑瘫、血栓等有一定的效果。箕门的打开、冲门的开放可将人体所需要的物质输送到人体各部，供人体利用，有"舍得"之精神。为了方便理解门穴，这里提到了脾经的太白、公孙、阴陵泉、天溪、血海、大包。通常人们认为：生命的动力源头是心脏。其实躲在暗中的脾才是生命的动力源头，它是推动全身循环的第一动力。脾不仅是我们身体的能量马达，同时，还是杀菌灭毒的航母级消毒器，所以，从某种程度上说，脾比肾更重要。先天在脾，后天亦在脾。因为只有脾分泌的物质强压给肾脏，肾脏才有力量过滤血液中的杂质。生长的动能全靠脾的能量供给，只有年龄增长时，脾才稍稍增厚。到 50 岁时，我们的脾内已经呈蜂窝状，功能下降了。如果将脾再次填实，肾水自然就会升入头部，人就有回到年轻时的感觉了。"脾，俾也。"脾就像是一个俾女（佣人），主分配运化，也就是说俾女把水谷精微输布到各个脏腑，把肺所需之白色辣味，心所需之红色苦味，肝所需之绿色酸味，肾所需之黑色咸味，一一运达全身，以供各脏腑的利用。

三、足少阴肾经门穴的临床价值

《灵枢·经脉》云："肾足少阴之脉，起于小趾之下，斜走足心，出于然骨之下，循内踝之后，别入根中，以上踹内……其直者，从肾上贯肝、膈，入肺中，循喉咙，挟舌本；其支者，从肺出，络心，注胸中。"从肾经循行路线可以看出肾的重要所在。肾为先天之本，主骨生髓。对于肾经，我个人感觉其经脉具有"泉入海内，幽门管控，俞府之最"的特征。《灵枢·本神》云："肾藏精，精舍志，肾气虚则厥。"肾经的气血物质及运行变化是体内气血由涌泉外出体表，后气化上行，与水泉相交汇入照海，循经上行，通过深长隐秘的幽门进行有效管控，升清降浊，最后把回收的体表液体经俞府注入脏腑，以供机体分配和利用。肾经的气血运行正常与否，幽门是很关键的。幽门是沟通后天与先天的桥梁。

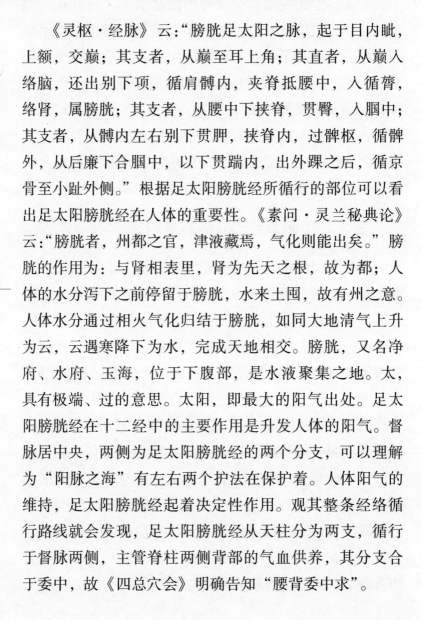

四、足太阳膀胱经门穴的临床价值

《灵枢·经脉》云:"膀胱足太阳之脉,起于目内眦,上额,交巅;其支者,从巅至耳上角;其直者,从巅入络脑,还出别下项,循肩髃内,夹脊抵腰中,入循膂,络肾,属膀胱;其支者,从腰中下挟脊,贯臀,入腘中;其支者,从髃内左右别下贯胛,挟脊内,过髀枢,循髀外,从后廉下合腘中,以下贯踹内,出外踝之后,循京骨至小趾外侧。"根据足太阳膀胱经所循行的部位可以看出足太阳膀胱经在人体的重要性。《素问·灵兰秘典论》云:"膀胱者,州都之官,津液藏焉,气化则能出矣。"膀胱的作用为:与肾相表里,肾为先天之根,故为都;人体的水分泻下之前停留于膀胱,水来土囤,故有州之意。人体水分通过相火气化归结于膀胱,如同大地清气上升为云,云遇寒降下为水,完成天地相交。膀胱,又名净府、水府、玉海,位于下腹部,是水液聚集之地。太,具有极端、过的意思。太阳,即最大的阳气出处。足太阳膀胱经在十二经中的主要作用是升发人体的阳气。督脉居中央,两侧为足太阳膀胱经的两个分支,可以理解为"阳脉之海"有左右两个护法在保护着。人体阳气的维持,足太阳膀胱经起着决定性作用。观其整条经络循行路线就会发现,足太阳膀胱经从天柱分为两支,循行于督脉两侧,主管脊柱两侧背部的气血供养,其分支合于委中,故《四总穴会》明确告知"腰背委中求"。

50

足太阳膀胱经的 5 对门穴分别代表着不同意义，各自把守着自己的关口，可视为"五虎守门"。若足太阳膀胱经为"相"，那么 5 对门穴则为"五将"。五将虽各居其位当值，但是若有外敌入侵时，则会联合起来，共同抗击外邪。风门，为风邪出入之门；魂门，为肝之神，阳热风气也，肝脏的阳热、风气由此输入足太阳膀胱经；肓门，为诸肓穴之门，是人体脂质的回落之处，积脂降浊；殷门，虽在下，但其气血物质为充盛的天部之气；金门，居足太阳膀胱经最下处，具有温化水湿的作用。

五、足厥阴肝经与足少阳胆经门穴的临床价值

足厥阴肝经的两个门穴均居于人体上部：一为章门，接收由大墩至急脉传来的强劲风气，为风气进出之门户；一为期门，该穴从位置看既不高亦不低，从阴阳学说看既不阴又不阳。人体的物质大致分为阴液与阳气两大类。由于期门为肝经的最上一穴，下部的气血物质在章门处风停气息，整装待发，以交付期门进一步调和，所以，期门具有调和阴阳之作用。痛多气滞，气滞则血瘀，血瘀则不通，不通则疼痛。期门具有理气活血、调和气机、平衡阴阳之作用，用之多效。临症中，针刺期门对于痛症具有一定的治疗效果。

足少阳胆经与足厥阴肝经相表里。胆为中正之官，为初生纯正之气。胆，五行属木，木生火也。胆是由阴转阳的交合点，流注时间为 23：00～01：00。该时辰也

是万物蒙发的时间。华佗曰："胆者中清之府，号曰将军，主藏而不泄。"足少阳胆经的门穴为京门。京门为足少阴肾经之募穴，先天之本也。京门是初生之气出入之门户。为什么足少阳胆经出现足少阴肾经之募穴，这很值得我们去思考和探索。募，为广泛征求之意。《灵枢·百病始生篇》云："虚邪……留而不去，传舍于肠胃之外、募原之间，留着于脉……凝聚不得散而积成也……则气上逆，气上逆则六输不通，温气不行凝血蕴里而不散……而积皆成也。"由此可见，足少阳胆经不可不通，不通则生百病；足少阳胆经门穴（京门）的作用非常重要。诸多文献记载足少阳胆经之京门为足少阴肾经之募穴，主治水道不利，为益肾利水之要穴，却未能说明两经有何联系。其实，仔细剖析不难发现，肾，五行属水，为先天之本；胆，五行属木，为初生之气。如，胎儿在母体内通过脐带与母体相通，补给以满足其正常的生长发育，出生后则与母体离断。而脐带位居人体的枢纽之处，出生离断后必须依赖先天肾气的辅助方能维持弱小生命。也就是说，足少阳胆经的初生之火要想得以平衡，必须以肾气去催化制约，从而达到阴阳平衡、水火既济的状态。这就是两经之间存在密切联系，且京门为足少阴肾经之募穴的缘由。

六、手太阴肺经门穴的临床价值

子午流注学说关于大、小周天的理论认为，营气从肺出，又进入肺中。高树中教授在其著作《一针疗法》中详细介绍了大、小周天的循行规律。他认为，人体的大周天与小周天能否正常运行，要看手太阴肺经主治节律的功能是否正常，即要看手太阴肺经之门户是否运行和开放。如果肺气宣降失衡，不能维持营气运行，那么人体就会出现不同程度的病况。临床上，使用手太阴肺经的门穴（云门）治疗疾病时，云门常与其他经络的腧穴配合使用。如，针刺治疗高血压患者，尤其是舒张压高的患者时，云门与梁门、箕门、期门、膻中、神门、郄门等穴配伍使用，临床效果十分满意。对于不同个体及病症，穴位配伍也不尽相同，后文中有详细讲解。

七、手少阴心经与手厥阴心包经门穴的临床价值

手少阴心经的经络循行是从胸走手。心的五行属火，开窍于舌，主心胸病、神志病、外经病等。心的功能与作用体现在两个方面：第一，指心脏，参与人体血气循环，是血气循环的原动力；第二，指意识功能，是人体获得外界信息，做出意识调整的重要器官。所以，有人将心分为有形之心和无形之心。有形之心处在人体胸部左侧两肺之中，称为心脏，为人体之"泵"，参与血液循

环，起着输出和回收血液的作用；无形之心则有另一个名字——心灵，属于非物质活体。血液并非心所生。胃为后天气血之源头，脾统血，肝藏血，心运血，气为血之帅。血管内流动的血液通过诸气的推动、维系，才能周而复始运行。手少阴心经的神门将气血物质由内向外传输，手厥阴心包经的郄门把收集到的体表经水由外向内回流，两者一出一入有效地维持心脏及整个循环系统的基本功能，使得两条经络可以保持通畅无阻。《素问·灵兰秘典论》云："心者，君主之官也，神明出焉……膻中者，臣使之官，喜乐出焉。"膻中为心包之募穴，心脏居于心包内，心包有代君受邪之功。临症时，选取心与心包的门穴、心包的募穴及相应配穴，可以有效改善和治疗心胸病、神志病、外经病的肘臂痛及掌心热等疾病。

八、手少阳三焦经门穴的临床价值

手少阳三焦经主气，手厥阴心包经主血。手少阳三焦经与手厥阴心包经相表里。气为血之帅，血为气之母。手少阳三焦经与手厥阴心包经为人体气血运行之关键经络，两者之间有着密切联系。手少阳三焦经主上肢的痹证及水道不利的水肿病。

谈到手少阳三焦经，大家肯定会联想到三焦（上焦、中焦、下焦）。手少阳三焦经与人体的三焦存在着密切联系，这个应该不难理解。手少阳三焦经指的是经络，而三焦（上焦、中焦、下焦）是人体的三个部位。历代中医著作大多以膈、脐为分界线，把心、肺归于上焦；肝、胆、脾、胃、大肠、小肠归于中焦；肾和膀胱归于下焦。三焦经的门穴，即液门、耳门，为地部经脉出入之门户，主三焦经所主之病。这里简单说一下该经门穴与相应腧穴的关系：关冲可以反过来理解为冲关，冲破一切关卡。以上、中、下三焦为例，三焦有两关，冲破两关其门必开。而液门、耳门为地部经脉的出入之门，其门打开推动阴液运行。阳池具有生发阳气、沟通表里之功，故可平衡阴液。再加上脾胃的升降穴箕门和滑肉门，也可配合腕、踝二关的内关、公孙。诸穴共同作用可以有效打开四关，改善胸腹疾病。

九、督脉门穴的临床价值

督脉，对全身阳经脉气有统率、督促的作用，故督脉有"总督诸阳"的作用及督脉为"阳脉之海"的说法。督脉起于胞中，下出会阴向后行腰背正中至尾骶部的长强，止于龈交。其循行路线中有命门、哑门2个门穴。命门以气化阴液，输出阳气为主，而哑门则以散热收引阳气为主，两者一出一入起着协调人体及合理调配人身之阳气的作用。

督脉出于会阴，并于脊里，上风府，入脑，上巅，循额，邪犯督脉，则角弓反张、项背强直、牙关紧闭、头痛、四肢抽搐，甚则神志昏迷、发热、苔白或黄、脉弦或数；督脉上行属脑，与足厥阴肝经会于巅顶，与肝肾关系密切，督脉之海空虚不能上荣充脑，髓海不足，则头昏头重、眩晕、健忘；两耳通于脑，脑髓不足则耳鸣、耳聋；督脉沿脊上行，督脉虚衰，经脉失养，则腰脊酸软；舌淡、脉细弱为督脉虚衰之象；督脉主司生殖，为阳脉之海，督脉阳气虚衰，推动、温煦、固摄作用减弱，男子则背脊畏寒、阳事不举、精冷薄清、遗精，女子则小腹坠胀冷痛、宫寒不孕、腰膝酸软、舌淡、脉虚弱。

十、任脉门穴的临床价值

任脉与督脉、冲脉皆起于胞中，同出会阴，称为"一源三歧"，循行身之前正中，与六阴经有联系，称为"阴脉之海"，具有调节全身诸阴经经气的作用。任脉的门穴石门，位于脐中下 2 寸处，气海下 0.5 寸处，为三焦之募穴。为了方便大家理解任脉的门穴石门，下面我们先了解一下两个任脉的腧穴：气海和鸠尾。气海又称脖胦。《灵枢·九针十二原》云："肓之原，出于脖胦。"气海位居脐下 1.5 寸处。气，气态物也；海，大也。气海指任脉的水气在此吸热后气化胀散。鸠尾，别称神府。《灵枢·九针十二原》云："膏之原，出于鸠尾。"鸠尾，斑鸠之尾也，形容胸骨剑突，穴当胸骨剑突下。鸠尾指任脉热散的天部之气在此聚集，具有收引水湿、联络任脉各部气血的作用。山东中医药大学高树中教授在《一针疗法》中明确提出了"四关"新说，认为膈、脐二关的穴位分别为鸠尾和气海。任脉的"两关一门"（指鸠尾、气海、石门）在临床上意义重大。任脉的气血运行与石门募集手少阳三焦经气血多少，鸠尾聚集的天部之气多少，以及气海吸热后气化胀散的功能有着密切联系。

　　任脉与督脉相交通时存在的两个断点：一为人体的枢纽——脐，为后天缺损；二为任脉的承浆与督脉的龈交之间无任何连接。第一个断点很容易理解。我们看一下第二个断点。任脉始于胞中，出会阴，止于承浆；督脉始于胞中，出会阴，络长强，止于龈交。由此可见任脉的承浆与督脉的龈交之间无任何连接，这就形成了断点。任、督二脉的第二个断点是很有意义的，假如说任、督二脉完全贯通，人体五官则会缺失，口、舌便不复存在。那么后天之生则无门，生命也就无法延续。了解了两个断点，对于平衡协调任、督二脉，以及临床施术有着很大的意义。通过针灸的办法可以实现任、督二脉第一个断点的联通，即用针灸针在脐部把任、督二脉连接起来，针灸针起着桥梁作用，让气血得以有效运行，同时可推动深部冲脉气血的运行，即便术后起针，冲脉在深部也可以积极参与协调任脉的正常运行，也可以说通过连接任、督脉，填补了后天缺损。任、督二脉第二个断点的连接可借鉴"丹道"中的"小周天""搭鹊桥法"得以实现。此法即"舌舐上腭，上下齿咬合"，通过这个办法就可以很好地连接任、督二脉的第二个断点。从人体结构来看，这个办法是非常可行的。人的下颌部中央归任脉所属，上颌部中央归督脉所属，而舌居下颌，所以"舌舐上颚，上下齿咬合"可以使任、督二脉交通。同时，心开窍于舌，舌为心之苗；齿为骨之余，肾主骨生髓，则心、肾在调和任、督二脉中也起着一定的作用。

第二节 门穴与阴阳的关系

门穴之间及经络之间均存在着阴阳关系，即一阴一阳、一入一出。下面就举例说明一下门穴与阴阳的关系：

前面已经讲过，足阳明胃经有"一房三门"之说，"一房三门"充分体现了胃为水谷之海的重要性。根据"开为阳、关为阴"的原则，梁门、关门二穴均有约束、屯驻之特性，起着存储足阳明胃经的气血物质，为关，为阴；滑肉门，则是将足阳明胃经中的脾土微粒在风气的运行下输布全身，为开，为阳。

足太阴脾经具有运化作用，将胃内摄入的水谷化为气血，输布于全身。箕门具有运化脾土的作用，也就是足太阴脾经气血物质在本穴运行、转化，变为强劲之势，涌泄而出。相对冲门而言，箕门在气血物质转化中需要一定过程，可视为关，为阴；而冲门是由下部箕门将气血物质转化受热汇集而成，呈上冲之状，循足太阴脾经向腹部冲行，为开，为阳。

再看一下表里经门穴的阴阳关系。如，手少阴心经的神门和手厥阴心包经的郄门，前者的气血物质由内向外传输，后者则是将收集到的体表经水由外向内回流。一出一入，出为开，为阳；入为关，为阴。

总之，人体阴阳可无限划分，大至天地万物，小至人体组织，阴阳无处不在。明阴阳则知调和。疾病既有入又有出，疾入为阴，伤神痛心；病出为阳，益寿安康；阴阳调和，万事皆祥。

第三章　门穴的临床应用

第一节　门穴运用技巧

一、周天针法

此针法由内向外分为内、中、外三个循环针法，内为小周天针法，中为大周天子午流注针法（简称大周天针法），外为升降平衡调和针法（简称升降针法）。这三种针法可单独应用，也可联合应用（可内、中应用，可内、外应用，可内、中、外同时应用），也可根据病情选择合适的门穴及腧穴配伍应用。这里要说明的是，内、中、外三个循环针法中的穴位并非全部使用，而是要辨证选穴，灵活运用。

周天针法是结合阴阳五行、八卦、子午流注及道学理念演化而来的一套针法，为本书的核心针法。老子认为，世界万物是从一个混沌的状态变化而来的。"道生一，一生二，二生三，三生万物。万物负阴而抱阳，冲气以为和。"（《道德经》）"一"是太极，"一"生阴阳；"二"是阴阳，阴阳生出天、地、人及宇宙间的一切；

"三"是阴阳的分合体，看似分割，实乃一体。阴阳二气相交形成一种适匀的状态，世界万物就在这种状态中产生。阴阳二气的相互作用形成新的和谐体，所以一切事物都包含阴阳两部分，且处在动态的平衡状态（冲气以为和）。贯穿万物之中的就是一个"生"字。（图23）《周易·系辞》上说："天地之大德曰生。""易有太极，是生两仪，两仪生四象，四象生八卦。"我把上述"一""二""三"的内涵运用于周天针法中，在临床上取得了较好的疗效。

周天针法分为三个环节：

第一个环节，通调任、督二脉。取五穴。五，数名。五，会意。从二，从义。"二"代表天地，"义"表示互相交错。本义为交午，纵横交错。如：东汉·许慎《说文》："五，阴阳在天地之间交午也。"卦序五者为巽，巽为胆，胆为初生之气、中正之官，故居中主持公正。

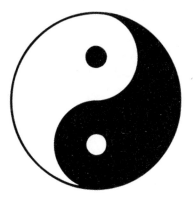

图23 阴阳

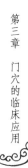

第二个环节，开门。让气血得以流通无阻。

第三个环节，关门。

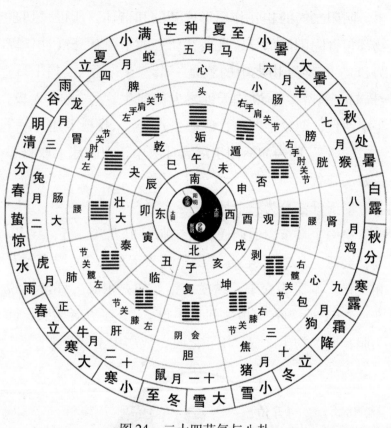

图24　二十四节气与八卦

第一个环节和第二个环节主要以开穴为主，第三个环节主要以维持升降平衡及收纳为主。外周两套针法均取穴为八。八，在卦为坤，坤为地，地载万物。高老师说："阴阳鱼还不准确，必须精确到与二十四节气一一对应。太极图是天地阴阳之气变化的时空全息图，不是人随意画出来的，而是日晷测影等方法测出来的，所以《黄帝内经》才说'阴阳者天地之道也'。太极图配先天八卦也完全是根据阴阳之气的多少而来的。太极图的正确画法是：阳升于左，阴降于右；阳升极而降，阴降极而升；阴鱼有阳眼，阳鱼有阴眼。不客气地说，作为中医，不明阴阳，言行皆妄。"（图24）

周天针法可以利用人体气血运行的规律，推动大、小周天的气血运行，以维持整体的阴阳平衡，具有未病先调、已病调治的作用。人体存在着一个庞大的自愈系统，通过对体表腧穴的刺激可以充分激发人体的自愈能力，达到平衡阴阳、畅通气血的目的。

二、周天针法的取穴步骤及应用

周天针法的取穴共有三个步骤：

第一步：首先，打开人体的先天之门（命门）；其次，依次打开六阳经与督脉的交会穴（大椎）、肓之原（气海），连接人体脐部先天之门、后天之缺损，即从脐部八卦坎离的方位，用针灸针从坎位透至离位，把后天缺损之处连接上，让任脉在某些意义上保持畅通；最后，打开膏之原（鸠尾）。

操作时，除脐部坎位透离位外，其余穴位均采用挑刺法，具有将任、督二脉打开之意，这样就可以使任、督二脉气血畅通无阻。

第二步：按经脉子午流注的大概流注时间，决定针刺的第一个门穴。如，上午10：00，为巳时，为脾经当令，可先取足太阴脾经的箕门，然后依序选取手少阴心经的神门、足少阴肾经的募穴（京门）、手厥阴心包经的募穴（膻中）、手少阳三焦经的液门、足少阳胆经的日月、足厥阴肝经的期门、手太阴肺经的云门。

再如，凌晨02：50，为足厥阴肝经当令，故首先取期门，其次取手太阴肺经的云门、足阳明胃经的梁门、足太阴脾经的箕门等，按经脉流注的次序以此类推便可。

在任、督二脉通畅的情况下，选取诸经门穴可进一步促使气血加速运行，同时具有沟通内外的作用，为第三步的操作奠定基础。

此步以针刺法为主，总体进针方向如图25所示。男先针左侧，女先针右侧。预下针，先布局，方能心中有数。

第三步：首先，选取足太阴脾经的三阴交会穴（三阴交）（左）；其次，依次选取足少阳胆经的光明（左）、足少阳胆经的阳陵泉（左）、手少阳三焦经的阳池（左）、手厥阴心包经募穴（膻中）、手太阴肺经的太渊（右）、足阳明胃经的足三里（右）；最后，选取右侧足太阴脾经的三阴交（右）（图25）。

操作方法：周天针法的取穴应以左升右降为原则，而不是以经络循行起止为原则。左升穴位（即左侧穴位），操作时需要针尖向上，右降穴位（即右侧穴位）操作时需要针尖向下。针刺膻中时，针尖向下透刺鸠尾。此穴操作有严格要求，进针必须缓慢、轻柔，不可出现任何痛感。"气定神无移，神定气归一，手持归一针，病邪皆无存"。针人合一，是针者追求的最高境界。

以上三个步骤具有内外兼调、阴阳互通的作用，可有效运转人的整体气血，平衡阴阳，达到未病先调、已病调治的目的，临床应用多获良效。

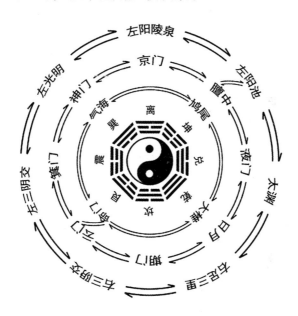

图 25　徐氏周天针法运行示意图

周天针法为什么要从内向外布针？前面已经介绍过"开为阳，关为阴"的治疗原则。阳为生始，阴为煞本。《素问·阴阳应象大论篇》云："阴阳者，天地之道也，万物之纲纪，变化之父母，生杀之本始，神明之府也。""治病必求于本。"故布针以开为首，从内向外。但阳气不能过度生发，如果生发过度则可导致阴耗，就会出现阴阳失调。所以，此套针法具有双向调节作用，不必担心阴阳失衡的出现。

总之，如能真正掌握此套针法，便可以应变于无穷。此针法从内向外有 3 个循环圈，看似分隔，实为互通。此套针法中关键的腧穴有 2 个：1 个是手太阴肺经的云门。该穴是肺气出入的门户，同时，肺朝百脉，主治节律。1 个是心包经的募穴（膻中），该穴与三焦经的门穴一血一气，同时心包与心的营血一入一出。所以，云门和膻中可以说在周天针法中起着关键性作用。此 2 穴具有内外相连、互为辅助协同的效应。内、中、外看作地、人、天。当然，子午流注中有较多内容，如何年、何月、何日、何时，何经、何穴、何时开关等，因本人水平有限，不做过多介绍。本套针法是按子午流注气血运行的一个大的运行方向而定，针法中有很多细节尚有待于进一步探讨。

临症中应用此针法治疗疾病时，常有意想不到的事情发生。2013 年 9 月，笔者在温州调治了一位 45 岁的女患者，为某企业老总。患者自诉近期身体困重，精神状态差，因平时应酬较多，胃肠不是很好，不思饮食，睡眠差，易怒，胸口时有憋闷感，气不畅，大、小便尚正常。舌苔白腻，中部白黄相间，舌上可见裂纹，舌尖红，舌边略隆。脉象左寸及双关大，尺弱。经一番望、闻、问、切后，笔者给予周天针法中第三步骤针法加脾胃升降针法。针后约 15 分钟，患者中焦得以运转，自诉肚子有股气在流动，并且可听到响声，胸口憋闷感消失，呼吸很通畅，不一会儿患者便进入了梦乡。笔者不忍喊醒她，便让患者带针休息了足足2个半小时。患者醒后大悦，万分感谢。依法调治月余，患者自诉自己已经变了个人，非常高兴。此类病案很多，不胜枚举。

前面已经介绍，周天针法一共包括3个步骤，"先小后大，调营气；外周升降，平阴阳"。也就是说，一般在调理人体气血时先开小周天（任、督二脉），接着把人体的先天之本（命门）打开，将人之"四关"（脐胠）打开，将任脉在脐部和上方口部的缺损连接（脐部可采用针灸针将卦位坎、离搭接上，口部则以道家的"搭鹊桥"法连接），再开膏之原（鸠尾），最后打开手足三阳及督脉之会（大椎）。此过程可调节任、督二脉气血运行，达到"任督通，百病除"的目的。

三、小周天针法

小周天针法的针刺顺序为：命门、气海、坎离、鸠尾、大椎。

同时，还可以配合简易的小辅针法协助增强小周天的气血运行，具体操作顺序为：坎离、新合谷、三间、后溪。

先将脐部卦位坎、离连接；口部"搭鹊桥"法，舌舐上腭，上下齿咬合；再以男左女右取手阳明大肠经、手太阳小肠经的腧穴新合谷、三间、后溪，3穴均随咳进出针。为什么要如此施术取穴？首先，在保持任脉气血畅通的前提下，选取手阳明大肠经的腧穴（新合谷、三间）。阳明多血多气，在阳明经上选取相邻的 2 个穴位，是为了加强气血的快速流通。其次，随咳进针。咳嗽看似平常，但却是机体的一个互为协调动作，可宣通气血，加速气血运行。最后，选取手太阳小肠经的后溪。后溪为八脉交会穴，通于督脉。所以，针刺后溪可将手阳明大肠经运行的气血迅速推向督脉，顷刻间让督脉通畅，使任、督二脉之脉气得到有效循环，阴阳得以平衡，协助主针法发挥更好的疗效。

四、大周天针法

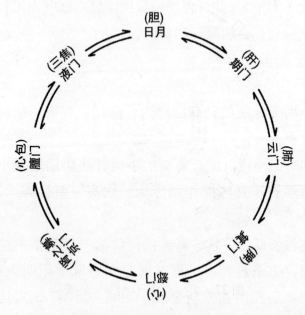

图 26　大周天针法示意图

大周天针法主要根据经脉子午流注的大概流注时间进行操作。比如，凌晨00：30，此流注时间段为子时，胆经当令，这一时间也是胆、肝交合的时间点；故此时可取肝经的募穴（期门）。期门最大的作用为平衡阴阳、消除疼痛。按流注顺序可相应选取手太阴肺经的云门、足太阴脾经的箕门、手少阴心经的郄门、足少阴肾之募穴（京门）、手厥阴心包经的膻中、手少阳三焦经的液门、足少阳胆经的日月。（图26）

　　大、小周天针法结合在一起称为"先小后大，调营气法"。（图27）

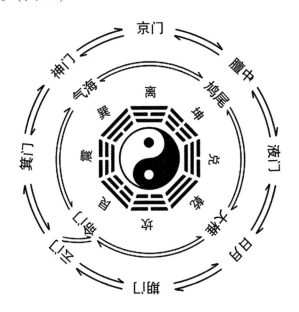

图27　大、小周天针法示意图

　　现在，我们来看看"外周升降，平阴阳法"。《素问·

刺禁论》云：“肝生于左，肺藏于右。”其本意为，肝脏在右，其气行于左，所以肝气居左。肝属木，主升发。肺藏于右，指的是肺气行于右。肺属金，主于秋。秋为收敛，主宣降。二者一升一降，共同调节着人体气机的运行。脾阳以升为顺，胃火以降为平。太阴之土得阳始运，阳明之土得阴则安。同时，肾为后天之本，肾阴、肾阳的平衡可影响三焦经气的正常运行。这里需要重点指出的是，在肝、肺、脾、胃施针并不按经络循行起止、逆顺进行布针，而应按照单纯的左升右降施针。阳以升为顺，阴以降为平。进针以左边升起，右边下降的方向进行针刺，也就是左边针尖向上，右边针尖向下。但针刺前要让患者的足跟部贴在一起进行布针施治，这样可以保证“地线”与人体保持连通，有效地保持气血正常运行。

五、小辅针法

针方组成：脐部卦位（坎、离）、新合谷、三间、后溪。

为何命名为小辅针？顾名思义，为辅助小周天气血运行的一种辅助针法。临症中治疗督脉所出现的问题（如颈、胸、腰椎病等）及任脉所出现的问题（如胸闷、胸痛、胸前紧缩感、腹部疾病等）时，运用此针法并配合相应的腧穴，多能取得良效。

单独使用小辅针法治疗疾病时，疗效也十分突出。

临床上，常用于治疗颈椎病伴颈肩综合征、颈心综合征及大椎处出现"大包"等。颈椎出现"大包"，往往是六阳经与督脉交汇之处出现瘀堵，久而久之，大椎的位置堵而不通，则导致督阳生发受阻，出现上述一系列临床表现。大椎处越堵，机体的自我保护能力便越加速阳气生发，阳气越生发该处便堵得越严重。可以试想，如果有一种无形力量将其关口瘀堵之处打开，使人体的阳气得以流通，通者则与任脉之气相交会，阴阳得以平衡，"大包"便会自消。对于上述问题运用小辅针法多能立竿见影，当场收效。颈椎"大包"有一个好听的名字，称为"富贵包"，也有一个吓人的名字为"夺命包"。运用此针法的同时，嘱咐患者活动颈肩部。此时，再观察大椎的位置就会发现，"大包"多能当时缩小，甚至消失。此类案例不胜枚举。这种简易的治疗方法，使患者免去了手术之苦，值得大力推广。这正是中国针灸值得骄傲的地方。

六、升降针法与八卦的结合应用

升降针法与八卦结合应用的治疗方法，即周天针法最外围的一圈和脐部八卦相结合的一组针法。这种针法的特点是容易掌握和理解，疗效也非常好。

此法的针刺顺序前面已经介绍，这里不再赘述。后天八卦注重周期循环，用以表示阴阳的依存与互根、五行的母子相生。后天八卦图、升降图、阴阳图与五行图

是从四时的推移、万物的生、长、化、收、藏得出的规律。（图28、图29、图30）

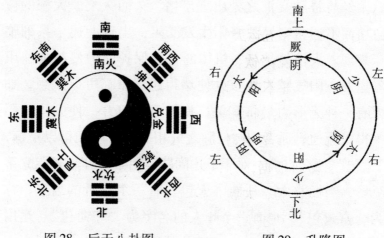

图28　后天八卦图　　　　图29　升降图

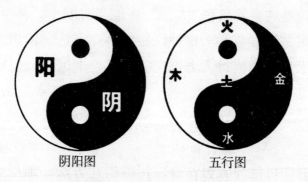

阴阳图　　　　　　五行图

图30　阴阳图与五行图

高树中老师指出："先天八卦配太极图完全是根据阴阳气的多少来的，因为这个太极图不精确，所以此图没法体现这一点。配后天八卦也没法体现脾升胃降。"笔者翻阅了大量资料，也没有找到答案。后来经过认真阅读田合禄教授的著作《五运六气解读脾胃论》，才从中找到了答案。田教授在该书中说："从五运六气理论来说，在泉者右迁而升于天，司天者左迁而降于地。"（图29，该图摘自田合禄《五运天气解读脾胃论》）《脾胃论·虚则九窍不通论》说："饮食、劳役所伤，自汗，小便数，阴火乘土位，清气不升，阳道不行，乃阴血伏火。况阳明胃土，右燥左热，故化燥火而津液不能停，且小便与汗，皆亡津液。津液至中宫变化为血也。脉者，血之府也。血亡则七神何根据，百脉皆从此中变来也。"田教授指出："右燥指大肠，大肠主津；左热指小肠，小肠主液，合而为津液也。此乃李东垣医学之精髓。"右迁是升，少阳之气上升，脾胃健旺；左迁是降，少阳之气不升而阳虚。这里的左右是指人体的左右。肝胆在右，脾胃右迁从肝胆春生少阳之气上升，凡十一脏皆取决于少阳之升，故云"使诸经右迁，升发阴阳之气"，而成"万化之根蒂"。面北所见，司天之左右；面南所见，在泉之左右。

后天八卦图从《周易》中可以看出，万物的春生、夏长、秋收、冬藏，每周天360有奇，八卦用事各主45日，其转换点就表现在四正四偶的八节上，这就构成了按顺时针方向运转的后天八卦图。每卦有3爻，三而八之，即指一年24个节气，于此可见这些卦图的实质了。（见图24）后天八卦，以乾为父，坤为女。八卦代表8种基本物象，乾为天、坤为地、震为雷、巽为风、艮为山、兑为泽、坎为水、离为火，总称为经卦。8个经卦

每 2 个为一组进行排列组合，则构成六十四卦。（图 28）

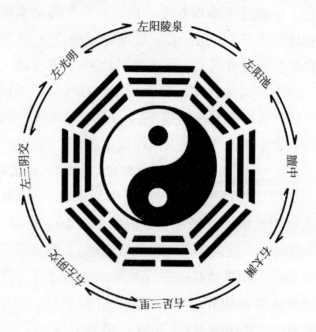

图 31　升降针法示意图

　　升降针法（图 31）常结合脐部卦位艮、震、巽应用于临床。为何取此 3 卦？艮为少男，少男处于生长发育期，由于青春期的朦胧，对世间万物充满好奇之心，此时如何引导是关键。引导得当就会往好的方向发展，引导错误将会误入歧途。震为长男，长男具有自己独立的思维，可分辨事物的好坏，更有自己的主见。当然，此时也是谈婚论嫁的年龄，如果遇到门当户对、情投意合的长女时，便会组建一个新的家庭，孕育新生命也随之开始。在此 3 个卦位处施针，道理相同，与周天针法最外围的一圈结合起来，可以最大限度地有效调动人体气血，使人体通过气血的有效运行，激发人体强大的疾病自愈能力，对于亚健康人群及某些已经患病的人有着非常神奇的疗效。

第二节　系统论治

一、呼吸系统

人体在新陈代谢过程中，经呼吸系统不断地从外界吸入氧，由循环系统将氧运送至全身的组织和细胞，同时将细胞和组织所产生的二氧化碳再通过循环系统运送到呼吸系统排出体外。呼吸系统由气体通行的呼吸道和气体交换的肺组成。呼吸道由鼻、咽、喉、气管、支气管和肺内的各级支气管分支组成。从鼻到喉这一段称上呼吸道；气管、支气管及肺内的各级支气管的分支这一段为下呼吸道。其中，鼻是气体出入的门户，又是感受嗅觉的感受器官；咽不仅是气体的通道，还是食物的通道；喉兼有发音的功能。呼吸系统疾病原因复杂，特别是慢性呼吸系统疾病，多与脾、肝、肾及本脏有关。调理该系统疾病时，我多从中焦入手，把中焦的气机运转起来，让不明显、不突出的问题表现出来，然后再针对不同情况，进行具体施治。调治时，首重后天之本。脾胃为后天之本，胃经多血多气，脾经统血、主运化，所以，脾胃功能正常则人体气血充足，后天可以补充先天，先天之本的肾脏就有了良好基础。后天养先天，先天之气足则又可濡养后天。后天及先天之气足则宗气足。肺主一身之气的生成，体现于宗气的生成。宗气属后天之气，由肺吸入的自然界清气与脾胃运化的水谷之精微相结合而成。《灵枢·五味》云："其大气抟而不行者，积于胸中，命曰气海，出于肺，循喉咽，故呼则出，吸则入。"宗气贯注心脉以助心推动血液运行，还可沿三焦下行脐下之丹田以资先天元气，故在人体生命活动中占有非常重要的地位。宗气是一身之气的重要组成部分，宗气的生成关系着一身之气的盛衰，因而肺的呼吸功能健全与否，不仅影响着宗气的生成，也影响着一身之气的盛衰。肺朝百脉、主治节，是指全身的血液都通过百脉流经于肺，经肺的呼吸，进行体内外清浊之气的交换，然后再通过肺气宣降作用，将富有清气的血液通过百脉输送到全身。

临症施治应综合考虑，灵活运用。根据"急病取郄穴，久病取募穴""阴病取阳，阳病取阴；从阴引阳，从阳引阴"的治疗原则进行选穴施治，做到思路明确，方能应变于无穷。

基本针方：梁门、云门、箕门、膻中、幽门、章门。

方解：先开足阳明胃经的梁门，打开被约束的胃经气血物质；再开足太阴、足厥阴、阴维之会（箕门），使脾经的气血由此冲行腹部，把中焦先运转起来；云门为手太阴肺经脉气所发，为肺气出入的门户，针刺云门可使肺气得以宣降；八会穴之气会（膻中），可疏理各部经气；幽门为深长隐秘之门，具有升清降浊的功效；章门为风气进入停息的地方，为脾之募穴，又为八会穴之脏会及足厥阴、少阳之会。诸穴相配，调理气血，常可获得良效。

二、心血管系统

人体的血液循环系统，由心脏和血管组成。心脏是动力器官，血管是运输血液的管道。通过心脏有节律地收缩与舒张，推动血液在血管中按照一定的方向不停地循环流动，称为血液循环。血液循环是人体生存最重要的生理机能之一。由于血液循环，血液的全部机能才得以实现，并随时调整分配血量，以适应活动着的器官、组织的需要，从而保证人体内环境的相对恒定和新陈代谢的正常进行。循环一旦停止，生命活动就不能正常进行，最后将导致人体的死亡。

人体是一个统一的整体，所以，临证治病必须从整体去考虑。心血管系统疾病多从以下几个方面入手进行取穴：脾、胃、三焦、心、心包、肝胆相应的门穴。调理顺序应为：首先，开脾、胃之后天之门；其次，疏通肾之先天之门；最后，疏理三焦、肺、肝、胆、心、心包的气血，从而达到气行则血通，血通则循环无阻的目的。

基本针方：梁门、箕门、殷门、液门、京门、云门、心三针。

方解：首先，打开脾、胃二经的门穴（梁门、箕门），使胃之受纳、脾之运化发挥正常作用，将水谷之精微物质输送到人体各部，为心血管系统提供必需的物质；其次，打开气血丰裕的天部之气出入门户（殷门）、地部经水出入门户（液门）、京都之门（京门）、人体百脉所朝的云门，使气血、水液、脉气出入正常；最后，通过心三针（膻中、郄门、神门），充分把人体的气血借助心泵运行起来。

临症中，我常取心三针调治心、脑血管问题，多收良效。我的一位好友——广西壮医医院陈剑医生告诉我，壮医中有一种疗法叫针挑疗法。利用针挑疗法（即对人体特定的穴位进行挑刺）治疗心、脑血管病可获得满意疗效。他说，凡是遇到心脏出现一系列临床表现的患者，他采用挑刺法对患者的腧穴（天宗、脾俞、乳根等穴）进行施术，常常取得满意疗效。得到他的启发，在采用门针疗法治疗疾病的时候，我将针挑疗法与针刺疗法配合使用，临床中多收良效。

三、消化系统

人体的消化系统由口、食管、胃、小肠、大肠、肛门及肝、胆等组成。食物由口进入，经食管进入胃中，在胃内暂时存储加工，大部分水液在胃内被吸收，有用的营养物质进入小肠内吸收利用，无用之物经大肠排出体外。此过程是一个整体协同作用，其间任何一个器官出现问题，都会影响整个消化系统正常运行。胃主受纳，脾主运化，小肠主受盛，大肠主传化，三焦主决渎，肝脏主疏泄，胆主决断并分泌胆汁，食物进入人体需要各脏腑共同参与，才能使整个消化吸收功能正常运行。了解了食物在体内的消化吸收过程，治疗消化系统疾病的处方也就出来了。气以通为顺，血以和为调，气行血自通，诸疾皆愈。

基本针方：梁门、中脘、箕门、滑肉门、膻中。

方解：临床上，治疗众多疾病都是以调治中焦气机升降为准则的。笔者多年来遍访名师，诸多名家明确指出，脾胃为后天之本，以后天养先天则不失"大礼"。脾的主要功能是运化水谷、水湿，输布精微而藏营，为气血生化之源，故有后天之本之称。脾主统血，其气主升，喜燥恶湿。胃同居中焦，与脾相表里。胃主受纳水谷，腐熟水谷，为水谷之海。脾为胃之所用，乃为胃之贴身侍官，同时两者互为君主，相辅相成，互依互靠。胃气以降为顺，喜润而恶燥。脾的病变，主要表现为运化、升清功能失职，水谷、水湿不运，清化功能不良，水湿潴留，化源不足，以致脾不统血，清阳不升。

数年前，我有幸认识了"孟河医派巢氏第四代嫡系传人"巢建民老师。巢老师对我寄予厚望，倾其所学传授于我，使我临症思维得到了大幅提升。巢老师说："脾胃一调百病消。"并时常举例，详细讲解中焦的重要性。"名师一席话，胜读十年书"，老师的教诲我会永远铭记于心的。

下面我们来讨论使用门针疗法治疗消化系统疾病的取穴思路：阳以升为顺，阴以降为平。阳主升，阴主降；阳根阴，阴根阳。一升一降，循经而行。脾胃的升降运行，可带动上焦、下焦，乃至全身气血的运行。治疗消化系统疾病应选取胃经气血物质的约束之门（梁门），开之可调节中焦水湿，胃浊阴得以降；选取八会穴腑会（中脘），可统调六腑；选取脾经的箕门，可运化脾土，将水谷微粒输送到人体各部；选取滑肉门，可运化脾土，增强水谷精微的运化吸收；膻中为八会之气会，为任脉、足太阴、足少阴、手太阳、手少阳的交会穴，又为心包之募穴及宗气聚会之处，能梳理周身之气，活血通络，助脾胃升降有序。近代研究表明，膻中具有调节神经功能、松弛平滑肌、扩张冠状血管及消化道内径等作用。

另外，上述针方尚可加减配合其他穴位。如，可配合公孙、内关使用。公孙、内关二穴主调胸腹疾病，与膻中配合使用，可有效调动中焦枢机及全身的升降运行，充分发挥一气周流之功。加章门，可进一步调节五脏；加期门、三阴交，可平衡阴阳、疏肝理气等。

此针方看似一组，实则变化无穷，可根据不同情况灵活应用。为了便于读者记忆和理解，笔者编写了一则歌赋，介绍如下：

徐鹏疾病认知歌，灵活运用治不难；

当今疾病多反常，中焦运转常不便；

枢纽居于下上间，此处不通病多缠；

三焦疏通是关键，此时针调不一般；

脏归脏，腑归腑，归经落脏效自显；

知标本，明阴阳，根结知晓美名传。

四、泌尿、生殖系统

中医有"肾为先天之本""肾与膀胱相表里""肾主生殖"的重要理论。《素问·灵兰秘典论》云："肾者，作强之官，伎巧出焉。""膀胱者，州都之官，津液藏焉，气化则能出矣。"《素问·脉要精微论》云："腰者，肾之府。"由于肾藏有"先天之精"，为脏腑阴阳之本、生命之源。膀胱主要起着存储津液的作用。水液停留过程中一部分水液经化气而入三焦，一部分水液经气化而出身外。

基本针方：箕门、梁门、液门、命门、石门、下腹三气穴。

方解：临症施针应从脾胃、三焦、肝胆、膀胱及肾全面考虑，把握大局方能发挥最大疗效。针方中除了选取足少阴肾经与足太阳膀胱经的门穴外，还选取了下腹三气穴。下腹三气穴，即气穴、气门、气冲。足少阴肾经与冲脉交会穴（气穴），又称胞门、子户，位于脐下3寸，关元穴旁开0.5寸处，具有补益肾气、调理下焦之功。经外奇穴气门，位于脐下 3 寸，关元旁开 3 寸处。下腹为男子藏精、女子蓄血之处，真气之所在，为元气出入之门户，具有调理冲任、清利下焦之功。冲脉与足阳明胃经之会气冲，位于腹股沟稍上方，当脐下 5 寸，距前正中线旁开 2 寸（曲骨旁开 2 寸）处，具有将冲脉之气渗灌于胃经之功。了解了下腹三气穴的功能与作用，就明白了为什么除了选取门穴外，还要选取下腹三气穴的道理。

临床上，可根据实际情况随证加减穴位。如，女性患者多有肝郁气滞的情况，可加配期门，以疏肝理气、平衡阴阳；若气血失节，可加减肺经的经渠或云门等穴位。

第三节　单病论治

一、头目苦痛

针方：神门、风门、玉枕。

【按语】 晋·皇甫谧《针灸甲乙经》云："神门者，土也。一名兑冲，一名中都，在掌后兑骨之端陷者，手少阴脉之所注也。为输，刺入三分，留七呼，灸三壮。"心于体内的经脉在神门交于体表经脉。《黄帝内经》说："诸痛痒疮，皆属于心。"《针灸甲乙经》云："风眩头痛，鼻不利，时嚏，清涕自出，风门主之。"足太阳膀胱经气血在风门化风上行，也就是说，风门为风气出入之门户。张介宾说："足太阳之脉，有通项入于脑者，即项中两筋间玉枕穴也，头目苦痛者当取之。"明·杨继洲在《针灸大成》中认为，玉枕"主痛如脱，不能远视，内连系急，头风痛不可忍"。可见，玉枕主治眼病及头痛。神门、风门、玉枕，3穴同用，具有祛风、镇痛、安神之功效。

点穴与刮痧：神门、风门、玉枕3穴，用点按或刮痧的办法治疗同样可以收到理想的疗效。点穴又称打穴。点穴有8种：斫、戳、拍、擒、拿、撞、开、闭。用掌边侧点者为斫；用手指直打为戳；用掌根按打者为拍；用五指抓取者为擒；用二指掐取者为拿；用膝、肘点者为撞；用手指抓取者为开；用手指扣穴者为闭。点穴法中以指点啄最为常见，又有一指点、二指点、撮指点等。一天当中，人体的经脉循行是有一定规律的，穴位的开合也是有一定规律的，通过点穴可以使人体经脉中的气血流行中断或凝聚，从而达到治病的目的。

刮痧，是用边缘光滑的嫩竹板、瓷器片、小汤匙、铜钱、硬币等工具，蘸食油或清水在体表部位反复刮动，用以治疗有关的疾病的方法。刮痧是临床常见的一种简易治疗方法，流传甚久，多用于治疗夏、秋季时病，如中暑、外感、肠胃道疾病等。有学者认为，刮痧是从推拿手法变化而来的。《保赤推拿法》云："刮者，医指挨儿皮肤，略加力而下也。"元、明时期，有较多的刮痧疗法记载。及至清代，有关刮痧的描述更为详细。郭志邃

《痧胀玉衡》云："刮痧法，背脊颈骨上下，又胸前、胁肋、两背、肩臂痧，用铜钱蘸香油刮之。"吴尚先《理瀹骈文》云："阳痧腹痛，莫妙以瓷调羹蘸香油刮背，盖五脏之系，咸在于背，刮之则邪气随降，病自松解。"《串雅外编》《七十二种痧证救治法》等医籍中也有记载。由于本疗法不使用药物，见效也快，故现仍在民间广泛应用，我国南方地区最为流行。

刮痧具有宣通气血、发汗解表、舒筋活络、调理脾胃等功能，而五脏之腧穴皆分布于背部，刮痧治疗后可使脏腑秽浊之气通达于外，促使周身气血流畅，逐邪外出。根据现代医学分析，本疗法首先是作用于神经系统，借助神经末梢的传导以加强人体的防御机能；其次可作用于循环系统，使血液回流加快，循环增强，淋巴液的循环加快，新陈代谢旺盛。据现代医学研究证明，本疗法具有明显的退热镇痛作用。说了这么多，就是想让读者明白，临症中对于一些非常恐针的患者来说，可以选择点穴或刮痧进行施治。

二、头痛伴面肿烦心

针方：箕门、期门、冲阳、解溪、商丘。

【按语】《灵枢·厥病》云："厥头痛，面若苦肿起而烦，取之足阳明、太阴。"足阳明胃经之脉循行于面部；足太阴脾经之脉有支者注于心中。所以，足阳明胃经、足太阴脾经之脉气逆乱上冲时，经气阻滞，即可发生病变，而出现面部浮肿和心烦等症。针灸治疗，可取足阳明胃经与足太阴脾经的五输穴进行治疗。如取足阳明胃经经穴（解溪）及输穴（冲阳），足太阴脾经经穴（商丘），施以泻法，以疏泄足阳明胃经、足太阴脾经上逆之经气，使其经脉畅行，诸症可除。《黄帝内经》云："诸湿肿满，皆属于脾。"脾经的门穴在此处可发挥极大的作用。箕门为携物出入之门户，本穴风气变化为强劲之势并吹脾土物质随其而行。期门为肝经之募穴，其气血物质属于"不阴不阳"，查阅诸多相关文献得知，该穴最大的作用就是消除疼痛，同时具有平衡阴阳之功。经临床反复验证得出结论，此说并非虚言，用之多能收效。

点穴与刮痧：穴位同上。点按法，逆经施术；刮痧同理。

三、巅顶痛

针方：期门、太冲、行间。

【按语】《灵枢·厥病》云："厥头痛，头脉痛，心悲，善泣，视头脉反盛者，刺尽去血，后调足厥阴。"足厥阴肝经之脉"上出额，与督脉会于巅顶"。又，肝主升发之气，其气由于情志影响而被郁遏时往往出现情志方面的疾患，故也称为"情志性头痛"。当肝经之气发生逆乱上冲，即可出现头痛、悲伤、欲哭等症状。治疗时，首先，取头部盛满跳动的络脉刺之出血；其次，取肝经门穴期门使肝经气血调和；再次，取肝经输穴太冲，输穴主痛，止痛效果较佳；最后，针刺肝经荥穴行间，清泻脏腑之热。诸穴同用共奏疏泄肝经之逆气，而头痛、善悲、心烦等症皆愈。

点穴与刮痧：穴位同上。点按法，逆经施术；刮痧同理。同时，可加点揉或刮痧膻中、内关，根据虚实进行施术。

四、头痛伴眩晕

针方：神门、复溜。

【按语】《灵枢·厥病》云"厥头痛，贞贞头重而痛，泻头上五行行五，先取手少阴，后取足少阴。"《素问·气穴论篇》云："……以溢奇邪，以通荣卫，荣卫稽留，卫散荣溢，气竭血著，外为发热，内为少气，疾泻无怠，以通荣卫，见而泻之，无问所会。"头上五行行五，指的是以督脉为中心，督脉为一，两侧膀胱经及最外侧胆经的相应腧穴，五五二十五穴，可各取其中一穴泻之。《灵枢·五乱》云："清气在阴，浊气在阳，营气顺脉，五气逆行，清浊相干……乱于头，则为厥逆，头重眩仆。"《灵枢·厥病》论述了营卫相送，清浊相干，经气逆乱上冲于头巅所致的头痛，首先，取头上五行行五，二十五穴中的相关腧穴泻之，"以越诸阳之热厥也"；其次，取手少阴心经的神门以泻心火；最后，取足少阴肾经的经穴（复溜）滋肾阴，使水火相济，其症可除。

点穴与刮痧：神门逆经点按或刮痧；复溜逆、顺点按或刮痧，也就是来回两个方向施术。

五、头痛伴健忘

针方：太阳、关门、公孙。

【按语】《灵枢·厥病》云："厥头痛，意善忘，按之不得，取头面左右动脉，后取足太阴。"《类经·针刺类》云："脾藏意，意伤则善忘。"由于足太阴脾经经气逆乱上冲，其症状有头痛、健忘，痛无定所。由于阳邪在头而无定所，所以其痛无固定部位，故"按之不得"。首先，针双侧太阳穴，以疏泄其邪气；其次，取足阳明胃经关门穴，固化脾土；最后，取脾经之络穴（公孙）补之，以健脾气，三穴并用，补泻兼施，则病可愈。

点穴与刮痧：穴位同上。操作方法参考前面。

六、头项强痛

针方：天柱、金门、飞扬、后溪。

【按语】《灵枢·厥病》云："厥头痛，项先痛，腰脊为应，先取天柱，后取足太阳。"足太阳膀胱经之脉"别下项""挟脊抵腰中"，相应而痛。治疗时选刺天柱，以疏泄太阳经上逆之气；选刺足太阳膀胱经之门穴（金门），疏导其水湿之气；选刺飞扬，以上病下取，导头项部经气下行，以治在上之疾；选刺后溪，通于督脉，以同名经相取，助上穴发挥最大疗效。头痛的类型很多，这里不一一解说。在《灵枢·厥病》均有详细记载，可以参考。

七、眼疾

（一）目痛

针方：照海、申脉、期门、郄门。

【按语】 欲治此症，必先明"赤脉诊"。《灵枢·论疾诊尺》云："目赤色者病在心，白在肺，青在肝，黄在脾，黑在肾。黄色不可名者，病在胸中。诊目痛，赤脉从上下者，太阳病；从下上者，阳明病；从外走内者，少阳病。"从赤脉起始确定目痛的治疗方法："赤脉从内眦始，取之阴跷""赤脉从上下者，取之太阳""赤脉从下上者，取之阳明""赤脉从外走内者，取之少阳"。

目肿赤痛，从内眦开始，可取阴跷脉气所发的照海刺之。同时邪客于阳跷脉，令人目痛，从上至下者，当取针刺外踝下半寸处的申脉，左病右取，右病左取，留针1小时许。《灵枢·热病》云："目中赤痛，以内眦始，取之阴跷。"《素问·缪刺论》云："邪客于足阳跷之脉，令人目痛从内眦始。刺外踝下半寸所，各二痏，左刺右，右刺左，如行十里顷而已。"阴跷脉自足少阴内踝下的照海别出，沿下肢内侧上贯胸内，经过频部，抵目内眦，在足太阳膀胱经的睛明和阳跷相会。阳跷为足太阳膀胱经之别，起于足外踝下足太阳膀胱经的申脉；当踝后绕足跟，上外踝三寸，循股外侧至胁肋后方，上肩止人迎，夹口吻至目内眦，会于足太阳膀胱之睛明。此二脉受邪可至眼病。所以，针刺治疗可选刺阳跷之申脉，以清泄风热之毒邪；若兼见赤红则应选刺阴跷之照海，以滋阴清热而引火下行。另外，可选刺肝之募穴（期门）及心包经的郄门。肝开窍于目，目疾多与肝有连系，故选刺期门。郄门具有宁心、理气、活血的功效。诸穴灵活配伍多获良效。

（二）目眩

针方：期门、中都、昆仑。

【按语】"诸风掉眩，皆属于肝"，故取足厥阴肝经的门穴（期门）及郄穴（中都）调和气血、疏肝理气。《灵枢·口问》云："目眩头倾，补足外踝下留之。""上气不足，脑为之不满，耳为之苦鸣，头为之苦倾，目为之眩。"张志聪云："膀胱所藏之津液，不能灌精濡空窍故也。"指出津液不足而在上之空窍空虚失养是"目眩头倾"的根本原因。所以，治疗时除选刺上述肝经的两穴外，也可选刺足太阳膀胱经的经穴（昆仑），并留针以补之。久留为补，不需行针施法。同时，还可应用"中焦一通，百病消"法，在主穴的基础上加刺梁门、箕门、滑肉门、中脘、公孙、内关，让中焦气机运转，上下气血通畅，气血得以濡养髓窍，则病可愈。总之，处理方法很多，临症必须灵活运用，正如高树中教授在其著作《一针疗法》中所说："学医重在明理，理明则可针可药，妙用在人。"

八、耳疾

（一）耳鸣

针方：梁门、耳门、京门、上关、少商。

【按语】《灵枢·口问》云："耳者，宗脉之所聚也，故胃中空则宗脉虚，虚则下，溜脉有所竭者，故耳鸣。补客主人、手大指爪甲上与肉交者也。"耳鸣，是耳中自觉有鸣响，或如蝉鸣，或如潮水声，或如风雨声等。症有虚实之分。暴鸣而大者多实，渐鸣而声细者多虚；少壮之人邪热者为实，中年以后，衰弱之人无火者多虚；饮酒，嗜食厚味、辛辣，素多痰火者多实，体质衰弱而多劳倦、脉细者多虚。虚证是由于肾阴亏损，虚火上炎所致。阳明为诸脉之海，故胃中虚则宗脉虚，宗脉虚则阳气不升，经脉失养，若有所竭，轻者耳鸣，重者耳聋，故当刺少阳、阳明之会客主人（上关），以助其气而通其脉；选刺少商以行太阴之气，诸气充则宗脉得养，耳鸣可除；梁门为阳明胃经的开穴，胃纳水谷，为诸脉之海，选刺梁门，使脾胃得以健运，宗脉得以濡养；京门虽归胆经，但为肾之募穴，具有健脾通淋、温阳益肾之功效，肾开窍于耳，故耳部疾患，多取先天之本以固之；耳门为三焦经气血出入耳的门户，选刺耳门可起到升清降浊、开窍聪耳、泄热活络的作用。

（二）耳聋

针方：耳门、听宫、关冲、足窍阴、中冲、大敦。

【按语】《灵枢·厥病》云："耳聋无闻，取耳中；耳鸣，取耳前动脉。耳痛不可刺者，耳中有脓；若有干耵聍，耳无闻也。耳聋，取手小指次指爪甲上与肉交者，先取手，后取足；耳鸣，取手足中指爪甲上，左取右，右取左，先取手，后取足。"耳聋是不同程度的听力减退，甚至听觉完全丧失。证有虚实之分，虚证发病缓慢，实证发病突然。前者多由年老或病后，或劳倦过度而精脱肾亏所致；后者又为暴聋，外因外感或气逆诸火上炎，或因外伤所致。由于耳聋、耳鸣有不同的治疗方法，故逆在上之经络而为耳聋、耳鸣者，当取耳门；若气上逆而为耳聋、耳鸣者，当取手、足井穴。先取手，后取足。临床实践证明，针刺治疗耳聋有残余听力者，经过治疗可渐渐恢复听力；若完全丧失听力者，针刺治疗较为困难。《灵枢·杂病》云："聋而不痛者，取足少阳；聋而痛者，取手阳明。"《针灸甲乙经》云："耳鸣、耳聋时不闻，商阳主之。"耳聋的发病原因很多，我临症中常从手足少阳经、手太阳小肠经、手厥阴心包经及足厥阴肝经入手施针，疗效确切。除耳门、听宫外，不难看出，其他诸穴均以选取诸经井穴为主，井穴主开窍醒神，故治疗多获良效。

九、喉痹

针方：郄门、涌泉、然谷、天突、关冲、解溪。

【按语】喉痹有虚实之分，实证多由风热邪毒结于咽喉所致，常见咽部红肿热痛、吞咽不利和头痛、寒热等全身症状；虚证为阴亏，虚火上炎所致，除具有咽部干痛外，并伴有阴虚症状。喉痹，少阴、阳明、厥阴、少阳皆有此症，需认真辨别。如，喉痹不能言者，病在手阳明；喉痹能言者，病在足阳明。手厥阴心包经与手少阳三焦经相表里，针刺手少阳三焦经关冲，以醒脑开窍、清泄上炎之相火而疏心包壅热，仍为目前治咽喉病的常用方法。足少阴肾经直行于腹腔内，从肾上行，穿过肝和膈肌，进入肺，沿喉咙，到舌根两旁。分支从肺中分出，络心，注于胸中，交于手厥阴心包经。故心火上炎引起的喉痹，常选涌泉；咽喉肿者，选刺然谷。临床上针对不同症候，采取相应的穴位治疗，是必须遵循的基本原则。如，外感风热邪毒的实证，可选刺郄门、关冲、解溪，诸穴均用泻法，也可配合天突挑刺，多可收得良效。实则泻之，虚则补之，寒则留之，热则疾之。

十、鼻衄

针方1：金门、委中、腕骨。
适应证：鼻出血不止，且血色紫黑者。
针方2：云门、天府、孔最。
适应证：肝肺相搏，血溢鼻口。
针方3：太溪、飞扬、厉兑。
适应证：鼻流清涕并伴有鼻出血。
针方4：膻中、气海、关元、箕门、郄门、三阴交。

适应证：宗气亏耗，血无统帅，阴极内热生所致的鼻出血。

【按语】《灵枢·杂病》云："衄而不止，衃血流，取足太阳；衃血，取手太阳；不已，刺腕骨下；不已，刺膕中出血。"《灵枢·寒热病》云："暴瘅内逆，肝肺相搏，血溢鼻口，取天府。"《灵枢·经脉》云："足太阳之别，名曰飞阳，去踝七寸，别走少阴……虚则鼽衄，取之所别也。"《素问·缪刺论》云："邪客于足阳明之络，令人鼽衄，上齿寒，刺足大趾、次趾爪甲上与肉交者，各一痏，左刺右，右刺左。"鼻衄即鼻中出血。肺开窍于鼻，鼻衄与肺的关系密切，与胃、肝、膀胱、肾等脏腑功能异常亦有一定联系。鼻衄多由火热之邪所致。血遇寒则凝，遇热则行。阳明之脉交于鼻，若素喜嗜酒及辛热食物，胃热内盛，动于血，血随气溢，则发鼻衄。情志不舒，肝气郁结，郁久化火，肝血上扰迫血妄行，而发为鼻衄亦属多见。肾属水、属寒，主收引，肾阴虚引起的鼻衄可根据以水克火的原理，滋阴液而化燥热之气来平衡阴阳。选刺肾经原穴（太溪）补之。胃火引起的鼻衄选取胃经井穴（厉兑）刺血，以清胃火。气为血之帅，血为气之母。大凡出血之症，应以补气、固本培元、凉血为主，气足血自回。这里不逐一解说，仅介绍一下第四组针方所选腧穴：选取膻中、气海调和营气；选取箕门运化脾土，中土得运，气血则流通也；郄门为活血止血之要穴；三阴交统调肝、脾、肾三脏；关元具有引火归原之功。诸穴相配可获良效，使人体气血得以调和、阴阳得以平衡。

十一、牙痛

针方：关门、京门、角孙、内庭、三间、商阳、厉兑、大杼。

【按语】《素问·缪刺论》云："缪传引上齿，齿唇寒痛，视其手背脉血者去之，足阳明中趾爪甲上一痏，手大指、次指爪甲上各一痏，立已，左取右，右取左。""齿龋，刺手阳明。不已，刺其脉入齿中，立已。"《灵枢·杂病》云："齿痛，不恶清饮，取足阳明；恶清饮，取手阳明。"《灵枢·寒热病》云："足太阳有入颊遍齿者，名曰角孙。上齿龋取之，在鼻与颊前。方病之时，其脉盛，盛则泻之，虚则补之。一曰取之出眉外。"齿痛一般有三证：一是火，症见牙龈肿痛，或糜烂。多因嗜酒及食厚味肥甘，湿热蓄于肠胃循经上逆所致。二是龋齿，俗称蛀牙。三是肾虚。肾主骨，齿为骨之余，肾气衰则齿痛。症见齿脆不坚，或易于摇动。以上三证，治疗各不相同。手阳明之脉，入下齿中，是动则病痛。邪客于手阳明相当于下齿病，却缪传于足阳明之脉，引入上齿，使唇齿寒痛。针刺选取商阳，驱邪治本；选取足阳明之厉兑，止痛而治标；足阳明胃经主燥热之气，多实热，不恶寒饮，当取内庭泻之；手阳明主清秋之气，所以恶寒饮，当取三间补之；京门乃肾之募穴，具有健脾通淋、温阳益肾之功效；大杼乃八会穴之骨会，齿为骨之余，故可取之。《针灸甲乙经》云："齿牙不可嚼，龈肿，角孙主之。"关门为三焦经募穴，可利三焦水湿之气。根据不同情况，可选择相应的腧穴施针，多能立竿见影。

十二、颈肩腰腿痛

人体在正常情况下，保持着阴阳相对平衡的状态，全身各组织、器官协调维持人体的基本功能。如果因某种因素使阴阳平衡遭到破坏时，人体就会出现阴阳偏盛偏衰的病理状态。《灵枢·根结》云："用针之要，在于知调阴与阳。调阴与阳，精气乃光，合形与气，使神内藏。"《素问·阴阳应象大论》云："故善用针者，从阴引阳，从阳引阴，以右治左，以左治右，以我知彼，以知表里，以观过与不及之理，见微得过，用之不殆。"古人告诉我们，临症治疗疾病时，除正确运用望、闻、问、切的诊断方法外，对疾病要尽早发现，并掌握其发展趋向，争取及早治疗，即所谓"见微得过"，才不致使疾病发展到不治之症。以下诸病不做分型，只论治疗思路：

（一）颈项痛不可仰俯及左右环顾

针方：风门、天柱、后溪。

【按语】《灵枢·杂病》云："项痛不可俯仰，刺足太阳；不可以顾，刺手太阳也。"颈项部为手、足太阳之分野，风寒之邪袭于颈项，经络气血阻滞不通，故项痛，取足太阳之门穴风门，以化风邪；取天柱以舒头颈之上部气血；后溪为八脉交会穴，取之以驱邪、通经络、和气血。诸穴同用，疗效甚好。

（二）头项肩痛

针方：金门、太溪、后溪、会宗。

【按语】《素问·缪刺论》云："邪客于足太阳之络，令人头项肩痛，刺足小趾爪甲上与肉交者各一痏，立已；不已，刺外踝下三痏，左取右，右取左，如食顷已。"风寒湿外邪袭于足太阳之脉，可使病人出现头项、肩背部疼痛，因足太阳膀胱经循行头项、肩背部，外邪致络脉气血受阻，故出现该部的疼痛。金门以左病取右的缪刺法刺之；选刺同侧太溪、后溪、会宗以疏通经脉、行气活血、驱除外邪。

（三）落枕

针方：风门、风府、大椎、肩井、后溪。

【按语】《素问·骨空论》云："大风颈项痛，刺风府。"又云："失枕，在肩上横骨间……"风门为风邪出入之门户，是临床上祛风最常用的穴位之一。风府：风，指风邪；府，集聚处。穴当风邪易侵之处。《素问·风论》云："风气循府而上，则为脑风。"风府具有散风熄风、通关开窍的功效。落枕的病因为风寒侵袭颈项筋肉、经络，或睡眠姿势不当、枕头高低不适，致经络气血瘀阻不通，造成颈项转侧不利、项强疼痛。针刺风门、风府祛风通络；针灸取大椎可通阳解表、祛散风寒；针刺肩井可疏通颈项部经络气血，疏散风寒之邪；针刺后溪可疏通督阳之气血。针刺的同时让患者做颈项部被动活动，往往可以立即痊愈。

（四）肩痛

针方：神门、期门、箕门、食窦。

【按语】肩关节周围炎是关节囊和关节周围软组织的一种退行性及劳损性疾病，以 50 岁左右的人多见，故又称五十肩。四肢病变以痿痹为多，或疼痛，或筋急，或关节屈伸不利。若因正气不足，风、寒、湿等外邪乘虚入侵而为痹；若因肺热叶焦，元气败伤，精气亏虚，血虚不能营养则发为痿。另外，脾主四肢、主肌肉；四肢关节由筋肉连缀，筋又为肝所主；四肢由骨支撑，肾主骨生髓，所以四肢为病又与肝、脾、肾三脏有关。《灵枢·终始》云："手屈而不伸者，其病在筋；伸而不屈者，其病在骨。在骨守骨，在筋守筋。"故治疗时选刺期门调和阴阳气血；选刺箕门以运化脾土微粒并输送至人体各部；选刺神门以安定心神，其病势必减。食窦：食，胃之所受五谷也；窦，孔穴、地宫也。食窦的功能是将脾经体表气血回流脾脏，针刺食窦具有健脾和胃、理气调肠、疏通经络的功效，对于臂不举有较好的效果。上述为基本针方，临症中需根据"经脉所过，主治所及"指导思想，取诸经的腧穴配合进行施术，效果甚佳。按肩痛的区域划分，以肩髃和肩髎连线为基准，分为肩中、肩后、肩前。如肩前痛，多为手太阴肺经、手厥阴心包经所过之处，但以手太阴肺经受累多见，治疗时可加刺手太阴肺经的鱼际或手厥阴心包经的郄门；肩中痛，为手阳明大肠经、手少阳三焦经所过之处，治疗时可加刺三间或外关；肩后痛，为手太阴小肠所过之处，治疗时可加刺后溪。

（五）肘痛

针方：液门、会宗、三间、温溜、腕骨、神门、犊鼻、膝阳关。

【按语】上述穴位较多，临症时不需要全部选取，可根据病情进行选穴。《素问·缪刺论》云："邪客于臂掌之间，不可得屈，刺其踝后，先以指按之痛，乃刺之。"此病或因感受风寒湿邪，或因跌仆损伤皆可导致"不可得屈"。针刺治疗时可先选取门穴打开气血运行之门户，再选取相应经络的腧穴及郄穴调治，同时，配合缪刺法，左病右治、右病左治，上病下治、下病上治之法，共奏临床疗效。

肱骨外上髁炎（网球肘）的治疗针方：液门、会宗、三间、温溜。选取液门打开其津液水气的出入之门，安神止痛；选取手少阳三焦经的郄穴（会宗），疏通手三阳经脉气。此乃根据急症取郄穴之法用之。郄穴是各经经气深聚的部位，针刺阳经郄穴多治痛症。选取三间、温溜为本经治疗方法。临床上，常配合外关或会宗行挑刺法治疗，其效甚佳。

肱骨内上髁炎（高尔夫球肘）的治疗针方：腕骨、

神门。临症常取此二穴施术，也可配合青灵或极泉拇指拨筋法，多能立竿见影，取得良效。犊鼻、膝阳关多在上述治疗方法欠佳时，取对侧下肢对应点的腧穴进行针刺，此乃依据上病下治、左病右治的交叉取穴法，用之有一定的疗效。

（六）坐骨神经痛

针方：殷门、金门、期门、环跳。

【按语】《素问·缪刺论》云："邪客于足少阳之络，令人留于枢中痛，髀不可举，刺枢中以毫针，寒则久留针。"《灵枢·厥病》云："足髀不可举，侧而取之，在枢合中，以员利针，大针不可刺。"治疗坐骨神经痛的方法很多，也都有一定的疗效，但经临床实践发现，用门穴并结合《黄帝内经》所提到的相关腧穴进行针刺，疗效最佳。首先，选取殷门疏通富裕的天部之气，使大量气化的膀胱经经气上行；其次，选取肝经的募穴（期门）使阴阳整合；再次，选取与肺金之气同性的金门补阳益气、疏导水湿；最后，选取胆经腧穴环跳，以通足少阳之经气，达到疏通经络、祛风、散寒、利湿的目的。足少阳胆经，其支者横入髀厌中；其直者，下合髀厌中。当外邪袭于经络，或气血瘀阻不行，或气虚血亏均可使髀枢因失养而致髀不能举，故环跳在治疗下肢病变时为常用的要穴。

（七）膝关节痛

针方：关门、箕门、伏兔、环跳、足三里、三阴交。

【按语】膝关节所处的位置为人体负重支撑点，涉及脏腑较多，特别是一些肥胖患者，若不先祛除痰湿体质，减轻体重，单纯用针施药只能缓解一时。总体来说，针灸治疗效果还是比较满意的。中医认为，胃若有邪，沉于两膝，可见膝关节病变与脾胃联系较密切。临症中应根据患者的实际情况选择合适的针灸处方。下面介绍一下我在临症治疗膝关节痛时的取穴方法和治疗思路：

《素问·骨空论》云："蹇膝伸不屈，治其楗。坐而膝痛，治其机。起而引解，治其骸关。膝痛，痛及拇指，治其腘。坐而膝痛如物隐者，治其关。膝痛不可屈伸，治其背内。连骱若折，治阳明中俞髎。若别，治巨阳、少阴荥。淫泺胫酸，不能久立，治少阳之络，在外踝上

五寸。"膝痛，疼痛牵引到拇指，治疗取膝弯处的委中；膝痛，如有东西隐伏其中的，治疗取承扶；膝痛，不能屈伸活动，治疗取背部足太阳膀胱经的腧穴；膝痛，连及尻骨像折断似的，治疗取足阳明胃经的腧穴足三里，或者取足太阳膀胱经的荥穴（通谷）；膝痛，取足少阴肾经的荥穴（然谷）。湿渍水湿之邪日久而胫骨酸痛无力，不能久立，治疗取足少阳胆经的光明，穴在外踝上五寸。《灵枢·杂病》云："膝中痛，取犊鼻，以员利针，针发而间之，针大如氂，刺膝无疑。"对于下肢活动不便，膝关节"伸不屈"的，多为经络被瘀血阻滞，或阴津被耗，筋脉失养而致筋骨关节不利。膝关节痛其根源多归足阳明胃经，同时又与肝、肾、肺、脾有着密切关系。故膝

关节痛伴伸而不屈者及不可屈伸者，先取足阳明胃经的关门、伏兔、足三里，太阴脾经的箕门，先把后天之本——脾胃的气血调动起来；再取足少阳胆经的环跳疏通少阳经气，以疏通经络、活血止痛，同时环跳的主要功能特性为健脾益气；最后取三阴交，调和肝、肾、脾三脏的之气血，进一步强化前面诸穴的作用，共奏佳效。有些患者坐位时膝痛伴有物在关节内，可取箕门、环跳、梁丘、犊鼻等穴以疏通经络，通则其痛自止；膝痛伴拇指痛者可取殷门、委中、然谷、神门，依据为"膝痛，痛及拇指，治其腘。坐而膝痛如物隐者，治其关"（《素问·骨空论》）。足太阳膀胱经与足少阴肾经相表里，足少阴与手少阴为同名经，故选刺神门，多能获得良效。只要理明，临症取穴便有了依据，疗效才有保障。我在取上述诸穴前，多先针刺大杼、风府、鱼际三穴，嘱咐患者带针活动片刻后，再根据患者情况施以上述腧穴，多能一次收效。还有一些方法，就是根据需要使用交叉对应取穴法，如，左侧膝关节中间痛可取右侧肘关节对应处的压痛点进行施针，亦常收良效。

（八）腰痛

针方：殷门、京门、伏兔、委中、大肠俞。

【按语】《灵枢·杂病》云："腰痛，痛上寒，取足太阳、阳明；痛上热，取足厥阴；不可俯仰，取足少阳；中热而喘，取足少阴、腘中血络。"《黄帝内经》早已告知我们腰痛的具体治疗方法。由外邪所致者，宜祛邪通络；由肾虚亏损而致者，宜补肾益精；由血瘀而成者，可活血化瘀、通经活络，经脉畅通，疼痛即愈。总之，腰痛的类型很多，有阳明经病的，有太阳经病的，有少阳经病的，有太阴经病的，有少阴经病的，有厥阴之脉病者及任、督二脉病的等，这里不做过多解说。殷门为足太阳膀胱经气血盛大富足的出入门户，具有舒筋通络、强膝壮腰的作用。京门为肾之募穴，具有健脾通淋、温阳益肾的作用。伏兔为足阳明胃经的腧穴。伏，停伏、降伏也；兔，卯木也，风也。伏兔具有祛风除湿、通经活络、散寒止痛的作用。委中为足太阳膀胱经的腧穴。委，堆积也；中，指穴内气血所在，为天、人、地三部的中部也。委中的最早记载见于明代针灸学家徐凤编著的《针灸大全》。"腰背委中求"，意思是凡腰背部病症都可取委中治疗。委中具有舒筋通络、散瘀活血、清热解毒的作用。大肠俞同属膀胱经。大肠，大肠腑也；俞，输也。大肠俞名意指大肠腑中的水湿之气由此外输膀胱经。腰为肾之府，欲治先天，需先调后天，所以选刺大肠俞可理气降逆、调和肠胃。

十三、痹证（全身关节痛）

针方：梁门、箕门、郄门、太渊、膻中、气海、关元（灸）、三阴交。

【按语】痹证病邪多在血脉之中，随经脉循行侵犯全身。若疼痛从上而下的，应先刺下部去其标，然后再针刺上部拔其本；若疼痛从下而上的，当先刺上部去其标，然后再针下部拔其本。

据相关文献记载，病侵足少阳胆经，疼痛从臀部开始，然后向下放射至小腿者，应先刺昆仑、承山，然后再刺箕门、环跳等穴。经观察发现，该法疗效优于其他疗法。

风、寒、湿三气合而为痹，风气胜者为行痹。行痹的特点是，肢体关节疼痛，游走不定，上下走窜，涉及多个肢体关节，使之屈伸不便。临症中常首取手太阴肺经的原穴（太渊）；接着选刺肺经门穴（云门）。云门为手太阴脉气所发，肺气如云，是肺气出入之门户。二穴合而治之，疗效确切。

邪气厥逆于经脉者为周痹。周痹的特点是，病气随经脉上下走窜，可周遍于身而不左右移动。周痹的治疗方法同前。痛先上而下者，先治其下，以去其标，再治其上，以除其本。正如《素问·标本病传论》云："病发而不足，标而本之，先治其标，后治其本。"先治其标以祛病邪，再治其本以除病源。盖取穴有主次，施术有先后，大凡疼痛走窜之疾，均可以此法取穴施治。

上面我所列针方，治则为行气活血、固本养元、健脾利湿、调和中焦。大凡疼痛之症，应以行气、固本培元为主，气行则血通。选刺膻中、气海以调和营气；选刺梁门、箕门以运化脾土，使中土得运，气血则流通也。另外，郄门为活血止血之要穴，三阴交统调肝、脾、肾三脏，关元具有引火归原之功，太渊起着调和作用。诸穴相配可获良效，使人体气血得以调和，阴阳得以平衡。

十四、胁痛

针方： 期门、章门、外丘、梁丘、郄门。

【按语】《素问·脏气法时论》云："肝病者，两胁下痛引少腹，令人善怒；虚则目𥇀𥇀无所见，耳无所闻，善恐，如人将捕之。取其经，厥阴与少阳。气逆则头痛，耳聋不聪，颊肿，取血者。"《灵枢·五邪》云："邪在肝，则两胁中痛，寒中，恶血在内，行善掣节，时肿，取之行间，以引胁下，补三里以温胃中，取血脉以散恶血；取耳间青脉，以去其掣。"胁痛是指一侧或两侧胁肋疼痛而言，主要由肝胆疾病所致。肝胆居于胁下，其经脉布于两胁，故肝胆受邪，往往出现胁痛症状。叶天士在《温热论》中提到："杂症胁痛，尽属足厥阴肝经，以肝脉布于胁肋，其症有虚实寒热，不可概论。"肝主疏泄。因情志失调，气机郁结，肝失调达，则气血阻于脉络而成胁痛；或因久病体虚，经血亏损，肝阴不足，血虚不能养肝，使络脉失养，导致胁痛。治疗时选刺期门、章门以疏调厥阴，调和阴阳；选刺足少阳胆经郄穴（外丘），以开少阳初生之气，起到疏肝理气、通络安神的作用；阳明胃经多血多气，选刺郄穴（梁丘）可使气血通畅，通而不痛；手厥阴心包之脉，其支者循腹出胁，上抵腋下，循臑内入肘中，下臂行两筋间，故取郄门疏通瘀阻不通的脉气，其效更捷。

十五、心痛（冠心病）

针方：神门、郄门、膻中、幽门、期门、膈关、水泉、经渠。

【按语】关于心痛一症，《黄帝内经》《难经》等均有记载。《灵枢·五邪》云："邪在心，则病心痛，喜悲，时眩仆。视有余不足而调之其腧也。"《灵枢·邪客》云："心者，五脏六腑之大主也，精神之所舍也。"心在五脏六腑中居于主宰地位，并与神志有着极为密切的关系。心受邪，心气必虚，邪搏于心故病心痛。在神志方面出现喜悲、时眩仆等症。《灵枢·本神》云："心藏脉，脉舍神。心气虚则悲，实则笑不休。"针灸治疗心痛选刺神门，可以调理虚实。另外，选刺手厥阴心包经的门穴及相应腧穴可以治疗心痛。故针刺治疗心病时，应选刺郄门、神门二穴。郄门可打开地部孔隙使体表经水由此回流心包经，供心脏支配；神门可使手少阴心经体内经脉由此交于手少阴心经体表经脉，两者互为协调，维持心脏的基本功能。膻中、幽门、期门有健脾疏肝、理气活血之功效。膈关：膈，心之下、脾之上也；关，关卡也。膈关的寓意是，膈膜中的阳气由此上输足太阳膀胱经，作用为宽胸理气、和胃降逆。水泉：水，水液也；泉，水潭也。水泉的寓意是，足少阴肾经水液在此聚集形成水潭。水泉的特性是传递水液。水泉的作用为清热益肾、通经活络，常用于平衡心火，使水火既济。经渠具有疏风解表、宣肺理气、清肺降逆之功。宗气得宣，诸脉气皆顺。

十六、胃脘痛

针方：梁门、箕门、幽门、内关、公孙、足三里。

【按语】《灵枢·邪气脏腑病形》云："胃病者，腹膜胀，胃脘当心而痛，上肢两胁，膈咽不通，食饮不下，取之三里也。"《灵枢·海论》云："胃者水谷之海，其腧上在气街，下至三里……水谷之海有余，则腹满；水谷之海不足，则饥不受谷食。……审守其腧，而调其虚实，无犯其害，顺者得复，逆者必败。"胃居中焦，腹为之郭，是存储和消化食物的重要器官。当胃受病而发生功能障碍时，则气机受阻，出现腹胀满闷、胃脘痛；胃气上逆则呕吐；胸膈及咽部阻滞不通，则食饮不下。

针刺治疗，选取梁门以开足阳明胃经被约束的气血物质；选取箕门，使脾土物质担运而出；肾为胃之关，胃为肾之门，选取幽门以开先天与后天之门户，使清气得升，浊气得降，气机条畅；选取八脉交会穴之内关、公孙，以调和三焦气机；选取足三里，以和中调胃而降上逆之气，中州调和受纳有权，诸症可散。诸穴搭配，共奏良效。

十七、腹痛

针方：滑肉门、关门、冲门、天枢、气冲、上巨虚。

【按语】《灵枢·杂病》云："腹痛，刺脐左右动脉，已刺按之，立已；不已，刺气街，已刺按之，立已。"《灵枢·邪气脏腑病形》云："大肠病者，肠中切痛而鸣濯濯，冬日重感于寒即泄，当脐而痛，不能久立，与胃同候，取巨虚上廉。"腹痛为一常见临床症状，可出现于多种疾患中。凡胃脘以下，耻骨联合以上部位出现疼痛症状者，皆为腹痛。临症诊治时，应全面考虑，根据病因、疼痛发生的部位及疼痛的性质等，明确其发病脏腑，分析其寒热虚实等。外感风寒湿邪，或气滞血瘀，或虫病、癃闭、积聚等，均可导致腹痛。

就疼痛的部位而言，上腹部多源于肝、脾、胃；下腹部属大肠、小肠、膀胱为患。临症时应综合分析病情，抓住要点，确定病位，明确疾病性质，这样才能立法有据、处方有依、补泻适宜。

虚证多喜按，实证多拒按。痛在气分则走串不定，痛在血分则固定不移。痛在腑者，脉多弦滑；痛在脏者，脉多沉弦。实则泻之，虚则补之，热则疾之，寒则留之。针刺治疗腹痛时，选取足阳明胃经的滑肉门，可运化脾土，使足阳明胃经中的脾土微粒在风气的运化下输布人体各部；选取关门，可使足阳明胃经中的脾土物质在此屯驻，以固化脾土。冲门为足太阴脾经、足厥阴肝经之会，足太阴脾经气血由此冲行腹部，与滑肉门配合使用，可使脾土运化功能增强。选取天枢、气冲，乃为遵从经言。上巨虚：上，相对于下而言；巨，巨大；虚，空虚。上巨虚属足阳明胃经，为大肠之下合穴，《黄帝内经》认为可"合治内腑"，故上巨虚适用于调肠和胃，因而可以治疗胃肠病证。诸穴同用，共奏良效。

十八、高脂血症

针方：肓门、肓俞、膏肓、三阴交。

【按语】《黄帝内经》称肓门为气穴，是脉气所发和神气游行出入的部位。肓门的功能主要表现在感受刺激和反映病症两个方面。肓门，属足太阳膀胱经，位于第1腰椎棘突下，旁开3寸处。肓门是肓脂之物的回落之处，也就是说人体隐形能量的维持物由膏肓对外输送，然后进入肓门，通过三焦之气化功能，使气血通达上下、前后，输布全身。所以，针刺肓门、膏肓、肓俞，可使血液冷凝后的膏脂在肝、脾、肾三脉交会穴（三阴交）的协调下，使人体的脂质趋于平衡。足部三条阴经中的气血物质在三阴交交会，足太阴脾经提供湿热之气，足厥阴肝经提供水湿风气，足少阴肾经提供寒冷之气。三阴交气血物质为天部之气，富含水湿，性温热。针刺三阴交，可将人体的多余脂质，在气血的运行下重组，并进行分流，供机体应用，从而有效改善高脂血症。三阴交可将多余脂质通过脾脏的运化、肝脏的降解以补充先天之肾气。本人在临床上曾反复验证，疗效较为满意。

十九、糖尿病

糖尿病是一种以高血糖为特征的代谢性疾病。长期存在的高血糖，会导致各种器官、组织，特别是眼、肾、心脏、血管、神经的慢性损害、功能障碍。中医称糖尿病为消渴病。一般认为，糖尿病主要是由于素体阴虚、五脏柔弱，复因饮食不节、过食肥甘、情志失调、房事过度而导致肾阴亏虚、肺胃燥热。糖尿病的病机重点为阴虚燥热，而以阴虚为本，燥热为标。病延日久，阴损及阳，阴阳俱虚；阴虚燥热，耗津灼液使血液黏滞，血行涩滞而成瘀；阴损及阳，阳虚寒凝，亦可导致瘀血内停。

过去，糖尿病常分为上、中、下三消进行治疗。上消主症为烦渴多饮、口干舌燥；中消主症为多食易饥、形体消瘦、大便干结；下消主症为尿频量多、尿如脂膏。这种分类方法有些片面，因为临床上的"三多"症状并不是截然分开的。临床上，"三多"症状往往同时存在，只不过表现程度有轻重不同而已，故现在治疗糖尿病往往依循"三焦兼顾、三消同治"的原则。临床上，亦可按根据阴阳偏盛偏衰进行分型治疗（阴虚型、阳虚型、阴阳两虚型）。

（一）普方

针方：梁门、箕门、肓门、幽门、胃脘下俞、内关、三阴交。

【按语】临床治疗糖尿病必须遵循"三焦兼顾、三消同治"的治疗原则，树立"中焦为重中之重"（"中焦一调百病消"）的治疗理念。阳以升为顺，阴以降为平。脾胃的升降运行，可带动上焦、下焦，乃至全身气血的运行。针刺治疗，选取足阳明胃经气血物质的约束之门（梁门），开之可调节中焦水湿，胃火得以降；选取足太阴脾经的箕门，打开担物出入之门户，运化脾土微粒输送到人体各部，脾阳得以升；肓门为气穴，取之可调和脂质平衡；幽门，为沟通肾、胃之门户，故而取一穴则能调后天与先天之本；胃脘下俞，又名胰俞，为奇穴，是治疗糖尿病的经验效穴（在背部，当第8胸椎棘突下，旁开1.5寸，俯卧或俯伏取之）；有健脾和胃、理气止痛之效；内关有宁心安神、理气止痛功效（大多数糖尿病患者，在内关处均可摸到大小不等的结节，取结节处针刺可收到较好的疗效）；三阴交具有将足三阴经气血重组后再行分流的作用。诸穴同用，可有效调理上、中、下三焦，治症不治病。

下面谈谈上、中、下三消分治法，供读者参考。

（二）上消（燥热伤肺）

针方：云门、期门、胃脘下俞、魄户、幽门、内关。

【按语】《素问·水热穴论》云："秋者金始治，肺将收杀，金将胜火，阳气在合，阴气初胜，湿气及体，阴气未盛，未能深入，故取输以泻阴邪，取合以虚阳邪。"

又云："五脏输傍五……以泻五脏之热也。"《铜人腧穴针灸图经》云："治胸中烦热、奔豚上下、目青而呕、霍乱泻痢、腹坚硬、大喘不得安卧、胁下积气，期门主之。"《素问·灵兰秘典论》云："肺者，相傅之官，治节出焉。"针刺治疗时，选取云门、魄户，以开宗气门户，使燥热之气宣散；选取期门，疏导胸中烦热，调和阴阳平衡；选取幽门，打开深长、隐秘的通道，升清降浊；选取胃脘下俞，健脾和胃、理气止痛；选取内关，宁心安神、理气止痛。诸穴同用，上消得除。

（三）中消（胃燥津伤）

针方：梁门、箕门、中脘、胃脘下俞、肓门、内关。

【按语】梁门、箕门，穴解同前。中脘为胃之募穴，胸骨下端和肚脐连接线中点即为此穴。中，指本穴相对于上脘、下脘二穴而言为中也；脘，空腔也。该穴名意指任脉的地部经水由此向下而行，具有健脾和胃、补中安神之效。胃脘下俞、肓门、内关，穴解同前。诸穴同用，中消得除。

（四）下消（肾阴亏虚）

针方：箕门、京门、期门、胰俞、复溜、内关。

【按语】肾为先天之本。《素问·灵兰秘典论》云："肾者，作强之官，伎巧出焉。"《灵枢·本脏篇》云："肾坚，则不病腰背痛；肾脆，则善病消瘅，易伤。"针刺治疗时，选取肾之募穴（京门），打开水液出入之门户，温阳益肾；选取足太阴脾经的箕门运化脾土微粒，输送到人体各部；选取肝经募穴（期门）调和阴阳气血；选取肾经腧穴复溜温阳益肾；选取内关调和心神；胰俞为本位腧穴。诸穴同用，下消得除。

上消、中消、下消为本虚标实证，肺、脾、肾失调为本，故补益三脏、滋阴养血，诸症可除。

早期 2 型糖尿病，常取章门、箕门、期门、地机、漏谷、三阴交、内关及脐部卦位（坤、兑、坎）施针，诸穴配伍可取得一定的临床疗效。

二十、哮喘

针方：魄户、风门、期门、膻中、郄门、京门、膈俞、公孙、定喘。

【按语】《灵枢·癫狂》云："气逆，则取其太阴、阳明、厥阴，甚取少阴、阳明动者之经也。"《灵枢·五乱》云："乱于肺，则俯仰喘喝，接手以呼……取之手太阴荥、足少阴输。"《灵枢·热病》云："气满胸中，喘息，取足太阴大趾之端，去爪甲如薤叶，寒则留之，热则疾之，气下乃止。"《素问·脏气法时论》云："肾病者，腹大胫肿，喘咳身重，寝汗出，憎风；虚则胸中痛，大腹、小腹痛，清厥，意不乐。取其经，少阴、太阳血者。"诸多疾病《黄帝内经》均早有记载。哮喘之疾涉及脏腑广泛，有因肾水上逆，传于肺经，使肺气不降，失去通调水道的功能所致哮喘者；有因足太阴脾经之气上逆，痰浊上干于肺所致哮喘者；有因脾、肺气虚，气化不足所致气虚喘促者；有因邪客阳明大肠，影响肺的宣降功能，肺气上逆，出现胸满、喘息、胁肋胀闷者。针刺治疗本病所用门穴详见前述。另，针刺选取足太阳膀胱经魄户，理气降逆；膻中为八会穴及心包之募穴，取之宽胸理气；膈俞为八会穴之血会，为血液所化之气，用之疏导胸膈气机；公孙与郄门相配伍，能更加有效地改善胸部的气机不利、通调经脉、健脾益胃；选取定喘，可止咳平喘、通宣理肺。人之呼吸与脏腑有关，呼出心、肺主，吸入肾、肝随；脾居中洲转枢于上下，故胸满喘息虽与肺、肾关系密切，然与足太阴脾经亦不无联系。故针刺治疗，应全面考虑，仔细辨证。

二十一、鼓胀

针方1：梁门、箕门、京门、期门、章门、足三里。

病在气分可加合谷、气海、魄户；病在血分可加三阴交、膈俞。

针方2：开四关（鸠尾、气海、合谷、太冲）。

【按语】《灵枢·胀论》云："卫气之在身也，常然并脉循分肉，行有逆顺，阴阳相随，乃得天和，五脏更始，四时循序，五谷乃化。然后厥气在下，营卫留止，寒气逆上，真邪相攻，两气相搏，乃合为胀也。"本条主要说明卫气的正常运行和胀病的成因。《灵枢·营卫生会》云："人受气于谷，谷入于胃，以传于肺，五脏六腑皆以受气。"营卫之气的来源是水谷，而营卫的生成则是通过一系列脏腑的气化功能，如脾胃的腐熟运化、心肺的气化输布等作用，然后营养于人体脏腑、器官、组织。胀病的成因，多由内外邪气致营卫的运行发生逆乱，如厥之气自下而上，营卫运行失常，其邪相互交争，营卫之气留止不行，则可发生胀病。胀病涉及广泛，五脏六腑无不有之。盖因营卫之气运行于人体各脏腑、器官、组织中，所以胀病可发生于人体的各脏腑、器官、组织。因此，临床上对胀病既要辨明病变所在之处，又要辨其虚实。《灵枢·胀论》云："脉之应于寸口……其脉大坚以涩者，胀也。……阴为脏，阳为腑。"脉大而坚者，其邪盛为实；脉涩者为血虚气亏，涩滞不行，故当病胀。其脉大坚为阳脉，当在六腑，故云"胃脉实则胀"；若脉涩而坚，为阴脉病，当在脏，故云"阴为脏，阳为腑"。因此，脉症合参，方可辨证无误。《灵枢·胀论》云："营气循脉，卫气逆为脉胀；卫气并脉循分为肤胀。(足)三里而泻，近者一下，远者三下，无问虚实，工在疾泻。"大凡胀病者皆发于卫，故卫气逆而并于脉，复循分肉之间时则可成肤胀，其针灸治疗皆可取足阳明胃经之足三里。阳明为五脏六腑之海，为营卫生化之源。足三里为胃之合，故为治胀之要穴。《灵枢·胀论》云："夫心胀者，烦心短气，卧不安；肺胀者，虚满而喘咳；肝胀者，胁下满而痛引小腹；脾胀者，善哕，四肢烦悗，体重不能胜衣，卧不安；肾胀者，腹满引背央央然，腰髀痛；六腑胀、胃胀者，腹满，胃脘痛，鼻闻焦臭，妨于食，大便难；大肠胀者，肠鸣而痛濯濯，冬日重感于寒，则飧泄不化；小肠胀者，少腹䐜胀，引腰而痛；膀胱胀者，少腹满而气癃；三焦胀者，气满于皮肤中，轻轻然而不坚；胆胀者，胁下痛胀，口中苦，善太息。凡此诸胀者，其道在一，明知逆顺，针数不失。泻虚补实，神去其室，致邪失正，真不可定，粗之所败，谓之夭命。补虚泻实，神归其室，久塞其空，谓之良工。"五脏六腑胀病的形成，是因为"营卫留止，寒气逆上，真邪相攻，两气相搏，乃合为胀也"。说明胀病多在气分，营卫之气失其相随而相逆所作。胀病症候表现虽各不相同，但其水与气则一。然水气与脏腑关系最密切，上焦为肺，中焦为脾、肾，下焦为膀胱。盖脾属土，主运化；肺属金，主气；肾属水，主五液；膀胱属水，主气化。凡五气所化之液，悉属于肾；五液所行之气，悉属于肺；而液、气输布气化，悉属于膀胱；输布于三脏之中，以制水生金者，悉属于脾。所以，肿胀之生，无不由此三脏一腑引起。肿胀一症虽有五脏六腑之别，然其致病与肺、脾、肾三脏关系最为密切。张介宾在《类经·脏腑诸胀》中指出："证有阴阳虚实，如诸论之所云者，不可不辨。大都阳证多热，热者多实；阴证多寒，寒者多虚。先胀于内而后及于外者多实；先肿于表而后甚于里者多虚。小便黄赤，大便秘结者多实；小水清白，大便稀溏者多虚。脉滑数有力者多实；弦浮微细者多虚。形色红黄，气息粗长者多实；容颜憔悴，音声短促者多虚。"这对于辨别五脏六腑胀病及阴阳虚实有着一定的指导意义，不可不知。张善枕教授指出："所谓胀，主要是由于气机阻滞；所谓肿，主要是由于水液停留。盖气机阻滞日久，影响气化功能，发生水液潴留而成。而水液潴留过多，也可形成胀满。"因此，肿与胀往往相提并论。

对于胀病的治疗，应在分辨阴阳虚实的基础上，根据"补虚泻实"的原则施针应灸，方能取效。然"脏寒生满病""诸湿肿满，皆属于脾""胃中寒则䐜胀""诸胀腹大，皆属于热""肾气实则胀"，足太阴脾经"虚则鼓胀"及"胃气实则胀"等，由此可见，鼓胀不仅有虚实之分，而且有脏腑之异。因其病因为肝、脾、肺、肾等脏器的功能失常，所以临症时应综合分析其病在何脏何腑、属虚属实、属寒属热，然后针对病因、症状，或健运脾土，或理气宽中、行水化湿，或活血化瘀，或抑木扶土，或温补下元等，皆可酌情而施，分经调治。这里介绍一下第二组针方：开四关。四关为"腕、踝、膈、脐"。高树中教授在《一针疗法》中明确指出："膈是上焦和中焦的关口及枢纽，脐是中焦和下焦的关口及枢纽。膈、脐、腕、踝是人体元气经过、留止和汇聚的四个部位。"临症灵活运用开四关的方法治疗鼓胀多获良效。

二十二、尿潴留

针方：殷门、石门、委阳、箕门、三阴交、解溪。

【按语】《灵枢·邪气脏腑病形》云："三焦病者，腹胀气满，小腹尤坚，不得小便，窘急，溢则水留，留即为胀，候在足太阳之外大络，大络在太阳、少阳之间，亦见于脉，取委阳。"三焦是水液升降输布的通路，脾之运化转输、肺之通调水道而下输膀胱、肾之蒸化水液上腾于肺，都是通过三焦的升降实现的，所以《素问·灵兰秘典论》云："三焦者，决渎之官，水道出焉。"三焦为病主要表现为水液运行失调、水液停蓄的病症。水液运化，其制在脾，其本在肾，其标在肺，而为三焦所隶属。委阳为三焦的下合穴，取之以疏调三焦气机，使其行"决渎"之令，而水液停蓄等症可消。殷门为足太阳膀胱经的门穴，石门位于下腹部，2穴配伍使用可通利水道。解溪：解，散也；溪，地面流行的经水也。解溪能使经水满溢而流散经外。三阴交为三阴经交会穴，可同时调和肝、脾、肾三脏，取之可助委阳行"决渎"之令。箕门，详见前述。诸穴配合通利下焦、行水利尿、排石，临床上对于治疗尿潴留、肾积水、尿路结石等症疗效确切。

二十三、不宁腿综合征

针方：液门、梁门、箕门、期门、京门、金门。

下肢胀满加伏兔、太白、陷谷、三阴交；下肢疼痛加血海、伏兔、郄穴。

【按语】不宁腿综合征指小腿深部在休息时出现难以忍受的不适，运动、按摩可暂时缓解的一种综合征，又

117

称不安肢综合征。不宁腿综合征临床表现通常为，夜间睡眠时，双下肢出现极度的不适感，患者常主诉在下肢深部有撕裂感、蠕动感、刺痛感、烧灼感或瘙痒感。临床特征是发生于下肢的一种自发的、难以忍受的异常感觉。以腓肠肌最常见，大腿或上肢偶尔也可以出现，通常为对称性。本病因迫使患者不停地移动下肢或下地行走，故可导致患者严重的睡眠障碍。该病虽然不会威胁生命，但却严重影响患者的生活质量。国外流行病学资料表明，该病患病率为总人口的 1%～10%，该病在国内的患病率为 1.2%～5%，中老年常见。

中医认为，该病与五脏气血运行不畅有关，以中焦运化失节最为密切。脾、胃升降失衡，肝、肾亏虚，湿邪闭阻，寒湿郁久化热，肺失宣泄，瘀血阻络等，均可导致本病的发生。《脾胃论》云："胃气下溜，五脏气皆乱。""胃气下溜"，不是指中气下陷，而是指水湿下流于肾，也就是"湿土克肾"。本病多数患者属寒湿体质，以寒湿困脾多见，所以调理中焦乃重中之重。胃为水谷之海，脾为运化之根，如果脾的运化功能出现问题，不能濡养周身及诸脏，身体就会出现气血不足、阴阳失调的一系列症状。针灸治疗选取液门，可于地中升举三焦相火；梁门为降穴，可将胃内浊气清泄；箕门为升穴，可升提脾阳；期门具有健脾疏肝、理气活血之功；京门为肾之募穴，主治水道不利，为益肾利水之要穴，是水液出入之门户，有益气壮阳、健脾通淋、温阳益肾之效；

金门补阳益气、疏导水湿。临症时尚需根据实际情况选择不同经络的腧穴配合治疗才能提高疗效。

二十四、高血压

针方1：期门、梁门、肝俞、胃俞、太渊、足三里。

针方2：开四关、陷谷、太渊。

针方3：高三针（肓门、膏肓、肓腧）、三阴交、足三里。

【按语】临症时，应根据不同证候选择以上相应配方。《素问·灵兰秘典论》云："肝者，将军之官，谋虑出焉。……脾胃者，仓廪之官，五味出焉。"乃言肝有气急易怒之性，脾胃为水谷之海、后天之本。临床上，肝气郁结及湿痰上蔽清窍的患者多见。治疗该病的原则为泄肝熄风、升脾降胃。《叶天士医案精华》云："脾宜升则健，胃宜降则和。太阴之土，得阳始运；阳明之土，得阴自安。……九窍不和，都属胃病六腑为病，以通为补。"高血压的病因复杂，不可一概而论。彭静山在《针灸秘验》中说："高血压与足三阴经关系最为密切，临证用穴时，多取这些经的俞、募、原、郄等穴来调整经络失调的变化。此乃治本的方法。"四关乃人之八气交会点，故开之可调和诸气。三组针方，都有一定的效果，临症时可根据情况选择使用。病有虚实之分，针有补泻之异，如肝胆、脾胃升降失衡，清阳不升，浊阴不降，肝胃之火逆乱上扰所致的高血压，治疗时可选第一组或第二组针方；若因单纯的肝源性脂质转化异常所致的高血压，治疗时可选第三组针方。

二十五、妇科疾病

针方：期门、鸠尾、石门、带脉、子宫、归来、中极、八髎。

【按语】凡妇女经事谓之月水，又谓之潮水，一月一至也。曰潮者取其信也。上蓄为乳汁，下行为经水。夫阴必从阳，故禀火色而红。血为气配，气寒则寒，气热则热，气降则降，气凝则凝，气滞则滞，气行则行。平和之气，三旬一见，应月盈焉，其行有常，故名曰月经。凡崩之疾当分阴、阳而治。气血人身之阴阳也。阳主升，阴主降；阳根阴，阴根阳。一升一降，循经而行无崩漏也。若阳有余则升者胜，血出上窍；阳不足则降者胜，血出下窍。总之，血随阳气而升降。阳气者风也，风能上升，然必须东方之温风始能升。凡产后诸症，多为气血大损，诸事必须谨慎，切不可恃健劳碌，至内伤外感、六淫七情诸症，为患莫测。故产后症，先以大补气血为主，虽有他症，以末治之。《灵枢·经筋》云："足厥阴之筋，起于大趾之上，上结于内踝之前，上循胫，上结内辅之下，上循阴股，结于阴器，络诸筋。"经脉所过，主治所及。肝为阴中之阳，喜条达。《灵枢·本神》云："肝藏血，血舍魂，肝气虚则恐，实则怒。"诸多临床实践及研究表明，妇人疾病多与肝有密切关系。所以，在临证治疗妇人之病时，应多考虑"将军之官"，或针或药均可收得良效。期门，参阅前面所述。鸠尾为膏之原穴，四关之膈关，具有收引水湿及清神、宁心、利膈的作用。石门为任脉之门穴，主治妇科疾病。带脉：带，指束带。带脉穴为带脉经气所过处，主治妇女经带疾患，具有健脾利湿、调经止带之效。子宫，为经外穴名，位于下腹部，当脐中下4寸，中极旁开3寸，具有调经理气、升提下陷的作用。归来，在下腹部，当脐中下4寸，中极旁开2寸处，具有活血化瘀、调经止痛、调血室、温下焦的作用。中极，系足三阴、任脉之会，足太阳膀胱经之募穴，具有益肾兴阳、通经止带的作用。八髎，分别在第一、二、三、四骶后孔中，合称"八穴"，具有补益下焦、强腰利湿的作用。

二十六、强直性脊柱炎

针方：梁门、箕门、中脘、幽门、膻中、命门、气海、鸠尾、大椎、华佗夹脊穴。

【按语】强直性脊柱炎的病因为肝肾亏虚，风、寒、湿、热、痰、瘀蕴结为患，属中医学痹证、骨痹、筋痹范畴。本病的发生，以肝肾亏损为内因，风、寒、湿、热诸邪为诱因。本病发病率高，国内调查显示，患病率为0.3%。本病发病隐匿，病程漫长，晚期脊柱强直，关节畸形，导致不同程度的残疾，影响患者的生存质量。西医尚缺乏满意的治疗手段。症见腰背部疼痛剧烈、拒按、僵硬、屈伸不利、活动后减轻，甚则不能活动。《素问·痹论》云："痛者，寒气多也，有寒故痛也。……其寒者，阳气少，阴气多，与病相益，故寒也。……痹在于骨则重，在于脉则血凝而不流……凡痹之类，逢寒则急，逢热则纵。"痛是寒气偏多，有寒所以痛。表现为寒象的，是由于人体阳气不足，阴气偏盛，阴气助长寒邪之势，所以表现为寒象。痹发生在骨则身重，发生在脉则血凝涩而不畅。凡痹病一类疾患，遇寒则筋脉拘急，遇热则筋脉弛缓。肾为先天之本，属水。水液正常则百病不生，水多则寒，水少则热。寒皆归于水，故治疗本病当以调肾为目的，但前提是必须保证后天之本脾胃的功能正常。脾胃的运化有序，则先天得养，故针灸治疗时，选取梁门、箕门二穴，使脾阳得升，胃内浊气得降。中脘，属任脉，为八会穴之腑会，即任脉、手太阳、手少阳、足阳明之会，为胃之募穴，具有疏肝养胃、消食导滞、和胃健脾、降逆利水的作用。幽门，为沟通后天与先天之门户，故而取一穴则能调和后天与先天之本。膻中，为心包之募穴，具有活血通络、宽胸理气、解肝利胆的作用。命门、气海、鸠尾、大椎可打开小周天，使阴阳二气畅通。再行华佗夹脊穴（第1胸椎至第5腰椎，各椎脊突下旁开0.5寸。共34个穴位）挑刺，散其关节周围筋缩点，使气血充分循行，对于脊柱关节僵直可起到很好的治疗效果。背为阳，腹为阴。治疗此病，单从针灸而言，当"从阴引阳"进行论治。所以，在上述方法治疗的同时，更应该注重任脉和肾经的胸腹段。"阳气行于腹，阴液归于背"，所以从胸腹部论治强直性脊柱炎是非常正确的。看上去与"背为阳，腹为阴"相互冲突，其实不然，"背为阳"，从腹部论治，是"从阴引阳"；"阳气行于腹"，从腹部论治，则"从阳引阴"，因为"阴液归于背"，此为治根之法。在背部取穴为"急则治其标"，在腹部及阴经取穴为"缓则治其本"。

二十七、三叉神经痛

针方：耳门、太阳、头维、头窍阴、风池、足临泣。

【按语】三叉神经痛是最常见的脑神经疾病，以一侧面部三叉神经分布区内反复发作的阵发性剧烈痛为主要表现。女性略多于男性。发病率可随年龄而增长。三叉神经痛多发生于中老年人，右侧多于左侧。该病的特点是：在头面部三叉神经分布区域内，骤发、骤停，呈闪电样、刀割样、烧灼样、顽固性、难以忍受的剧烈性疼痛，说话、洗脸、刷牙或微风拂面，甚至走路时都会导致阵发性的剧烈疼痛。疼痛历时数秒或数分钟，疼痛呈周期性发作，发作间歇期同正常人一样。病因多为气滞。《灵枢·阴阳清浊》云："气之大别，清者上注于肺，浊者下走于胃。……诸阳皆浊……其清者上走空窍，其浊者下行诸经。诸阴皆清……清者其气滑，浊者其气涩，此气之常也。故刺阴者，深而留之；刺阳者，浅而疾之；清浊相干者，以数调之也。"该病的治疗原则为："刺阳者，浅而疾之"。头面部是诸阳经汇聚之地，故本病取穴施术，应行快刺法，不易久留针。耳门升清降浊、开窍聪耳。太阳为"经外奇穴"，出自《银海精微》，别名为前关、当阳。古人有"左为太阳，右为太阴"之说，针刺太阳具有清肝明目、通络止痛的作用。头维是足阳明胃经与足少阳胆经、阳维脉之交会穴，当额角发际上0.5寸，头正中线旁，距神庭4.5寸处，有清头明目、安神利窍、止痛镇痉之效。头窍阴：头，指穴处的部位在头部；窍，孔穴、空窍之意；阴，指穴内物质为阴湿水气。头窍阴具有降浊去寒之功。风池为足少阳、阳维之会，具有壮阳益气的作用。足临泣：足，指穴在足部；临，居高临下之意；泣，泪也。该穴名意指胆经的水湿风气在此化雨冷降。足临泣具有运化风气、冷降水湿的功能。针刺操作时，先取耳门、足临泣，其他诸穴针尖斜刺朝向百会。

第四章 临证验案选粹

第一节 胃痛

案例一

刘某，男，45岁。

主诉：左上腹疼痛3天余。

病史：患者左上腹疼痛3天余。患者平素体健，身高173cm，体重70kg，嗜烟酒。舌体胖大、舌边见齿痕、舌尖红、苔白腻、脉右关弦。食纳差，眠尚可，大便溏，小便正常。

诊断：胃痛（肝胃不和、脾阳不足）。

针方：幽门、期门、梁门。

操作方法：常规消毒后，幽门施平补平泻，期门、梁门2穴施泻法。

疗效评定：施术结束，疼痛消失。嘱咐患者原法续治5次，以安其本。

【按语】 患者舌体胖大，舌边见齿痕，苔白腻，便溏为脾阳虚运化失权的表现；右关弦为肝木乘脾土，脾得肝脉的表现。幽门为足少阴肾经的门穴，与胃毗邻互通，且脾肾同依，肝肾同源。《灵枢·经脉篇》云："人始生，先成精，精成而脑髓生。"《素问·阴阳应象大论》云："肾生骨髓，髓生肝。"《素问·五运行大论》云："北方生寒，寒生水，水生咸，咸生肾，肾生骨髓，髓生肝。"唐·孙思邈在《千金要方》指出，下焦病的治疗应"热则泻于肝，寒则补于肾"。此说原指肝肾寒热，后指肝肾相火与真阴。北宋·钱仲阳在其《小儿药证直诀》中说："肝有相火，有泻而无补；肾有真水，有补而无泻。"肾火泻肝，肝阴补肾，肾不可泻，肝不可补，故取幽门施治，先泻其病邪，后施补法，可温补脾肾阳气，同时又可疏肝、和胃，一穴发挥多重效应。这就是门穴独有的调配作用，是一般腧穴难以实现的。期门为厥阴肝经的门穴，取其泻之以和胃止痛；梁门和胃理气、健脾调中。

案例二

黄某，女，41岁。

主诉：3个多月来，每晚10点左上腹部固定疼痛。

病史：患者平日无其他不适，无不良嗜好，饮食起居规律，大、小便正常。3个月前患者与家人争吵后便留下此症。舌质红、苔白、脉弦。

诊断：胃痛（营气不畅，时间性病症）。

针方：液门、期门、郄门。

操作方法：常规消毒后，液门先泻后补，期门、郄门针刺均取泻法。留针 40 分钟，10 分钟行针 1 次。

疗效评定：此患者针刺治疗当晚未再出现疼痛，次日喜笑颜开地前来告知说："大夫，我已经好了！"因患者胃病迁延数月，恐有复发，嘱其再针治 1 次。该患者胃痛 3 个多月，经针刺治疗 2 次痊愈。随访 1 个月，患者胃病未再复发。

【按语】患者左上腹部固定在晚 10 点的时间段疼痛，凡是固定时间出现的症状，多为时间性病症，乃子午流注营气循行不畅的表现。该患者在固定时段出现胃痛，符合时间性病症范畴。晚 10 点为手少阳三焦经当令，故先取液门疏通三焦脉气；取期门疏肝利胆、和胃、降逆、止痛；郄门宁心理气、宽胸活血。诸穴同施，获得良效。

案例三

周某，女，32 岁。

主诉：胃痛多年，且胃痛常伴汗出。

病史：患者在一家公司跑业务，饮食无规律，因近日胃痛加重故求诊。患者双手捂腹，痛苦面容，面色苍白，额头汗出。舌质淡红、苔白、脉数。大便干燥，小便正常，睡眠尚可。

诊断：胃痛（脾胃不和，虚寒证）。

针方：幽门、神门、滑肉门、肓门。

操作方法：幽门，先针刺施泻法，出针后加用艾灸补之；神门，施以泻法；滑肉门，施以补法；肓门，施以泻法。

疗效评定：首次针刺加艾灸 1 个小时，疼痛消失。效不更方，原法施治 10 余次，病告痊愈。告知患者以后应注意饮食、起居规律。

【按语】患者为脾胃不和、虚寒之证。幽门先针刺施泻法，出针后加用艾灸补之，先泻病邪使胃、肾相通，再以艾火温灸，固阳祛寒；神门补益心气、安定心神；滑肉门运化脾土、镇惊安神、清心开窍；肓门积脂降浊、理气和胃。诸穴同用，胃痛得愈。

第二节　急、慢性中耳炎

案例一

王某，男，9 岁。

主诉：内耳痛 1 天。

病史：患儿因感冒发热 3 天后，引起右中耳内疼痛，夜间哭闹严重，故来诊治。患儿舌尖红、苔白、脉数，大、小便正常，食纳差。

诊断：急性中耳炎。

针方：耳门、液门。

操作方法：耳门，小号三棱针刺血拔罐；液门，施以泻法，毫针快速提插捻转后出针。

疗效评定：整个操作过程 5 分钟，针后患儿笑着说：

"不痛了！"针灸1次治愈，这让患儿家长异常高兴。5分钟的针灸治疗，不仅治好了患儿的内耳痛，而且孩子的感冒也同时治愈。这一传奇消息不胫而走。在接下来的1个多月里，来诊治的急、慢性中耳炎患儿有20多个，急性中耳炎患儿多为1次痊愈，慢性中耳炎（化脓性中耳炎）患儿也均1次收效，3~5次康复。

案例二

方某，女，46岁。

主诉：双耳疼痛伴流脓水及听力下降3年余。

病史：患者3年前感冒多日未愈时洗头，水入耳中，当即感觉耳内不适，没过几天便出现水样物流出，如此反复多年未愈，经朋友介绍延余诊治。患者舌质淡红、苔白腻。耳部脾胃区见裂纹。左脉弦，双脉尺弱。大便干，小便黄，食纳尚可，睡眠欠佳。

诊断：慢性化脓性中耳炎。

针方：耳门、幽门、京门。

操作方法：耳门，中号刺血针刺血拔罐；幽门、京门2穴施补法。

疗效评定：针灸1次疼痛大减，针灸2次疼痛消失、脓水止。针灸治疗期间，嘱咐患者寻找鲜虎耳草取汁液滴耳。前后治疗5次痊愈。随访3个月，患者慢性化脓性中耳炎未复发，多年耳疾彻底痊愈。

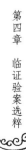

案例三

徐某，女，4 岁。

主诉：双内耳痛 1 天。

病史：此小儿是我 4 周岁的女儿。女儿患肺炎，伴咳嗽及反复发热，导致并发内耳急性炎症性反应。当时，女儿哭闹着说"耳朵里疼痛"，我以为她与其他小儿在后院玩耍时虫子跑进耳朵里了，所以急忙去医院让耳科大夫检查了一下。耳科大夫检查后说"耳内无异物"，且见内耳黏膜较红，为急性中耳炎，建议输液消炎进行对症处理。我听后非常感谢医院大夫的详细检查，并婉言谢绝在医院治疗，带女儿回到家中治疗。

诊断：急性中耳炎。

针方：耳门（双）。

操作方法：耳门（双），针刺后拔罐，出血少许。

疗效评定：操作完毕，除针眼稍痛外，内耳疼痛全消。次日再带女儿去医院检查，内耳黏膜已恢复正常。如此良效是其他任何方法所不能及的！临证选穴施治非常关键，只要选穴正确、操作方法得当多可取得良好的效果。

第三节　高血压

案例一

秦某，男，36 岁。

主诉：患高血压近 1 年。

病史：患者在医院体检确诊后一直口服降压药，但血压仍然为 150/105mmHg。患者身体偏胖，自述头痛目眩、心烦易怒、失眠多梦、大便干结。舌红、苔白、脉弦滑。

诊断：肝源性高血压。

针方：期门、肓门、膏肓、命门、郄门。

操作方法：期门、肓门、膏肓、郄门均采取挑刺后拔罐的方法以泻出瘀血；命门，毫针施以补法加灸法。隔 2 日操作 1 次。

疗效评定：首次针灸便获得良效，患者自述头脑清爽无比、心情舒畅，并抱拳致谢。守此法施治 10 余次，患者血压降至 135/85 mmHg。随访半年，患者血压稳定。嘱咐患者饮食、起居要有规律，不可嗜酒、食油腻食物，保持适当的体育运动，以防复发。

案例二

周某，女，47 岁。

主诉：高血压多年。

病史：患者头痛头晕，面红目赤，右侧颞顶部可触及局限性软性隆起，无痛感。舌质红、苔厚腻微黄、脉弦滑有力。血压 160/100 mmHg。高血压多年，未做过系统治疗，曾间断服用复方降压片等药物。近因与他人争吵，夜寐梦多，易惊醒，头痛、头晕加重而求诊。

诊断：高血压。

针方：期门、京门、肓门、命门、神门。

操作方法：期门、肓门，采用挑刺法加拔罐出瘀血；神门，毫针施以泻法；京门、命门，针灸并用，补泻同施。

疗效评定：1 次收效。隔日或隔 2 日治疗 1 次，原法施治 10 余次后血压稳定，治疗期间血压为 120/75mmHg。因患者外出打工，随访无果，后家人告知一切良好。

案例三

郑某，女，60 岁。

主诉：高血压伴左侧头痛 2 年余。

病史：患者自诉因左侧头痛牵涉前额疼痛，经久不愈，去某医院就诊，医院给予相关检查未能确诊。给予西药对症处理，药停即痛，情绪波动时血压升高、头痛加剧。近 2 日头痛加重。心烦梦多，大便干结。血压 140/108mmHg。头痛偏左，前额痛如针刺。舌质红且干，舌中部苔黄厚腻，且可见裂纹，脉弦滑、细数。

诊断：高血压。

针方：期门、郄门、中脘、百会、伏兔（左）、行间（左）、解溪（左）。

操作方法：期门、郄门，行平补平泻法；中脘，采用震颤法；百会，针尖向后下刺；伏兔（左）、行间（左）、解溪（左），行泻法。

疗效评定：首次治疗，留针 30 分钟，每 10 分钟行针 1 次。诸法施治结束，患者即感头清目明、心情舒畅，头痛等症基本消失。效不更方，上法继续治疗月余，诸症皆除。随访 1 年，患者高血压引起的头痛未复发。

【按语】阴虚则阳亢，下虚则上盛。患者左侧头痛牵涉前额疼痛，乃肝胃之火上冲所引发。肝胃之热在于阴虚，大便干结则为阳明府热所致，故取足厥阴肝经门穴（期门），健脾疏肝、理气活血；取郄门，疏导水湿、宁心安神、清营凉血；取中脘，疏肝养胃、消食导滞、和胃健脾、降逆利水；取百会，开窍醒脑、疏风散邪；取伏兔（左）、行间（左）、解溪（左），清泄脏腑之热。这类患者大多肝胃之火旺而阴分不足，其脉弦细数，弦乃木郁之象，细主脏阴之亏，数则主热。诸穴配伍清肝熄风、降胃肠浊邪以治标。诸火得平，养血育阴以治其本。标本兼顾，针之即效。

第四节 震颤

案例一

丁某，女，69 岁。

主诉：患者头及右上肢颤动 1 年余。

病史：西医通过相关检查诊断为帕金森综合征。既往服用过中药、西药，疗效不佳。刻下，精神呆滞，少言，震颤以右上肢及头部为主，伴汗多心烦。舌红、苔白、脉滑数。睡眠差，纳差，大便干结，小便黄。

诊断：帕金森综合征。

针方：期门、风门、神门、幽门、滑肉门、肓门、命门。

操作方法：期门、风门、神门、滑肉门、肓门，诸穴施以泻法，挑刺与毫针交替应用；幽门、命门，针灸并用，以补法为主。

疗效评定：守法调治半月余，患者除右上肢微抖动外，其他症状已经消除。因怕针，患者不愿再接受针灸治疗，后让其服用养血育阴佐以清热之中药 2 周，右上肢微抖动基本消除。随访 3 个月，患者情况良好，没有复发。

案例二

张某，女，53 岁。

主诉：患者全身颤动 3 年余。

病史：患者头及四肢抖动不停，汗出如注，心烦易怒。其女儿口述，患者自认为不是帕金森综合征，医院诊断错误，时常拒绝服药，怒斥家人。

刻诊，患者表情呆滞，面色苍白，头及四肢颤动不停，汗如沐浴。舌质红、苔白且见裂纹。因抖动不停难以脉诊。食纳、睡眠欠佳，大便干燥，小便尚可。

诊断：帕金森综合征。

针方：期门、神门、滑肉门、郄门、肓门、命门。

操作方法：期门、神门、滑肉门、肓门，诸穴施以泻法；郄门，先泻后补；命门，针灸并用，施以补法。

疗效评定：针灸 1 次后身体颤动明显好转，下肢抖动停止，头及上肢抖动减轻，患者及家属大悦，对如此疗效难以置信。守法施治月余，患者日常生活已能自理，诸症基本康复，便不愿继续治疗，实乃憾事。随访 2 个月，患者情况良好。

案例三

叶某某，女，52 岁。

主诉：全身颤动 2 年余。

病史：患者 2 年前被西医诊断为帕金森综合征，曾服用过许多中药、西药，疗效不显。就诊时，患者精神呆滞，少语音低，震颤以头和上肢为主，伴有心烦多梦，纳差。舌质红、苔薄白、脉濡滑且数。

诊断：震颤（血虚肝热，络脉失养）。

针方：期门（双）、郄门（双）、神门（双）、膻中、梁门（右）、伏兔（双）、中冲（双）、大墩（双）、行间（左）、三阴交（右）。

刺法：期门（双）、郄门（双）、膻中，施以挑刺法，3天施术1次，症状好转后改针刺法；神门（双），施以平补平泻法；中冲（双）、大墩（双），刺血挤出黑血，隔天1次；梁门（右）、伏兔（双），施以泻法，症状好转改平补平泻法；行间，施以泻法；三阴交（右），施以补法。

疗效评定：针刺2次症状明显减轻，调治月余，诸症皆愈。

【按语】本病案以震颤为主症，曾用过不少中药，多以平肝潜阳、安神镇惊、祛风活络为主；西药曾用过左旋多巴等，疗效甚微。本案从症、舌、脉等综合分析，乃血虚肝热、络脉失和之证，故取期门（双）、郄门（双）、膻中，施以挑刺法；取足厥阴肝经井穴（大墩）、荥穴（行间，左），施以泻法，清泄肝经热邪、宽胸理气；神门（双），平补平泻，安定心神；中冲（双）、大墩（双），点刺挤出黑血，开心、肝之窍；梁门（右）、伏兔（双），施以泻法，降浊而升清；三阴交（右），施以补法，助脾运化而生血，气血足则肝得所养。临证不必拘泥于上方，可根据病情进展调整腧穴，即所谓"用针不必拘泥，要在切中病机"。

第五节　痛经

案例一

樊某，女，37岁。

主诉：痛经近20年。

病史：患者每次来经均小腹绞痛难忍，经多方治疗效果不佳，后放弃医治，饱受痛经之苦。经人介绍，延余诊治。患者自述身体无其他不适。舌质红、苔白、双侧尺脉弱。

诊断：痛经（寒凝气滞）。

针方：期门、命门、石门。

操作方法：期门、石门，挑刺拔罐；命门，针灸并用，施以补法。另，配合带脉、八髎、子宫刮痧。

疗效评定：针灸1次痛经即消除，后继续治疗2次，近20年痛经从此痊愈。该患者加用了带脉、八髎、子宫的刮痧方法，提高了疗效。

带脉是奇经八脉之一，能约束纵行之脉，足三阴、足三阳及阴阳二跷脉皆受带脉之约束，有"总束诸脉"，约束腰腹部经脉和脏腑的作用，以加强经脉之间的联系。循行起于季胁，斜向下行到带脉穴，绕身1周。病候主要表现为"带脉不引"所致各种弛缓、痿废诸症。《儒门事亲》曰："冲、任、督三脉同起而异行，一源而三歧，皆络带脉。"采用刮痧的方法疏通带脉可以起到健脾利湿、调经止带的功效。

八髎，即上髎、次髎、中髎、下髎之合称。《素问·骨空论》曰："八髎在腰尻分间。"八髎具有理下焦、利腰腿之功，故取之调理冲任、壮腰补肾、理气活血、调经止痛。

子宫，经外穴名，出自《针灸大全》，位于下腹部，当脐中下 4 寸，中极旁开 3 寸处。具有调经理气、升提下陷的功效。

案例二

蔡某，女，21 岁。

主诉：痛经。

病史：患者月经初潮以来便有小腹及腰部疼痛，曾口服中药、西药无效。本次月经，小腹及腰部疼痛难忍，故父母陪同来诊。患者面色苍白，大、小便正常，平素食纳、睡眠佳。舌质红、苔白、脉数尺弱。

诊断：痛经。

针方：期门、郄门、神门、命门。

操作方法：期门、郄门，毫针施以泻法；神门，平补平泻；命门，施以灸法。另，配合带脉、八髎、子宫刮痧。

疗效评定：唐·孙思邈在《千金要方》中指出，下焦病的治疗应遵循"热则泻于肝，寒则补于肾"的原则。

诸法施完，患者腰、腹痛感即消。患者继续治疗 3 次，多年痛经完全治愈。

案例三

胡某某，女，26 岁。

主诉：痛经 9 年余。

病史：自诉从月经来潮至今，每次月经前后均出现小腹疼痛，月经量少色淡，伴有腰膝酸软、手足不温，经中西药治疗均不能断根。现患者神疲乏力，面黄如蜡，纳差，大便溏泻，小便正常，睡眠尚可，痛甚时四肢冰凉、面色苍白、心慌、头晕。舌质淡红、苔薄白、脉细无力。

诊断：痛经（虚寒证）。

针方：期门（左）、箕门、梁门、膻中、气海、大棱、三阴交、解溪。

操作方法：期门（左）、箕门、梁门、解溪，平补平泻；膻中、气海、三阴交，补法；气海，加灸；大棱，泻法，不留针。

疗效评定：痛时施治 1 次收效，待月经干净后原方针灸治疗 7 次。患者下次月经来潮告知，经期前后未再出现疼痛。随访 1 年，患者痛经未再复发。

【按语】该案取穴较多，因患者气血两虚，胞脉失养，气血两虚，故月经色淡量少；气血虚甚，则心失所养出现心悸；头面失其所荣则头晕；面色苍白、脉细无力均为气血俱虚之象；平素纳差，提示本病属于中焦，脾胃为后天之本，因受纳运化不足，则周身不能得到充分濡养，气血流转失节，则会出现一系列临床表现，所以取箕门、梁门、解溪调和中焦气机。就诊恰逢九月，九月人气在右之阴，厥阴肝经当令，勿刺其右，恐伤人之正气，伤者其病难愈，不可不知，取左实乃正确之举。肝者，脏在右，但其气行于左，故取期门（左）疏肝理气、调和阴阳；膻中、气海2穴益气养血、补益全身；三阴交为脾、肝、肾三经之交会穴，取之统调三经气血；心包经的原穴大陵，属孙真人十三鬼穴之鬼心穴，也是目前痛经常用穴，具有燥湿生气、安神之功。

第六节　痹证

案例一

李某，男，48岁。

主诉： 左髋部疼痛半年余。

病史： 患者在某医院经各种检查后被诊断为早期股骨头坏死，口服活血通经、止痛类中西药治疗，病情改善不明显。因近期左髋部疼痛加重来诊。患者左髋部疼痛影响弯腰及行走，大便溏，小便尚可，食纳、睡眠欠佳。舌质红、苔白腻、尺弱。

诊断： 早期股骨头坏死。

针方：幽门（双）、期门（左）、滑肉门（右）、石门、箕门（左）、金门（左）、郄门（左）。

操作方法：幽门（双）、石门、金门（左）、箕门（左），施以补法；期门（左）、滑肉门（右）、郄门（左），施以泻法。

疗效评定：针灸 1 次患者左髋部疼痛即减轻，效不移方，原法施治 10 余次，诸症皆除。后以健脾和胃、温阳固本之中药巩固疗效。

案例二

马某，男，53 岁。

主诉：双髋疼痛 3 年余。

病史：患者双髋疼痛 3 年余，最近经西医院诊断为双股骨头无菌性坏死，建议做股骨头置换术。患者和家人商量后想中医保守治疗看看情况再决定是否手术。经人介绍延余治。患者双下肢活动受限，食纳差，大、小便尚可，睡眠差。舌质红、苔白略腻、脉弦而数。

诊断：双侧股骨头坏死。

针方：幽门、期门、石门、冲门、液门、殷门、金门、命门。

操作方法：幽门、冲门、金门、命门，施以补法；石门，艾灸；期门、液门、殷门，施以泻法。

疗效评定：依法施治 3 次后，患者诸症均明显减轻。守方继续治疗月余，患者自述双髋活动正常，劳累时会出现轻度不适，余症皆愈。该患者间断调理 3 月余，一切正常。现已经出外务工，嘱其不可过度劳累，注意饮食、起居规律，以防病情反复。

第七节　心悸

案例一

范某，女，49 岁。

主诉：心中悸动不安。

病史：患者自觉心中悸动不安，胸闷气短，闻声易惊，近期加重延余诊治。患者形体瘦小，颊红唇紫，多汗，夜寐梦多。近 2 年来月经周期不规律，量少色深，且见黑色块状物。舌质红，苔少、干涩，脉弦细且数。

诊断：心悸（心脏神经官能症）。

针方：郄门、神门、期门、魂门、石门。

操作方法：郄门、石门，施以补法；神门、期门、魂门，施以泻法。

疗效评定：针灸 1 次即收效。守法继续治疗 5 次，患者诸症消除。嘱患者在家每日上午灸石门 20 分钟，连灸 7 天。随访 2 个月，患者情况稳定。

案例二

陆某，男，62 岁。

主诉：半年来心慌气短。

病史：患者半年来自觉心慌气短、胸闷，后背有酸胀感。西医检查显示，血脂偏高、心电图异常。诊断为疑似冠心病。患者服用相关西药效果不佳。患者形体肥胖，舌体胖大，中央近前部见一弯曲裂纹，脉濡滑。颈椎僵直，大椎可见局部隆起。大便不成形，小便频，食纳差，睡眠一般。

诊断：心悸（颈椎假性冠心病）。

针方：风门、魂门（左）、肓门、郄门、神门、期门、箕门、小辅针（左，合谷、三间、后溪）。

操作方法：给予小辅针（左），随咳进针，活动片刻；郄门、神门，补泻兼施；箕门，施以补法；风门、魂门（左）、肓门、期门，采用挑刺后拔罐。

疗效评定：首先，小辅针（左），随咳进针并活动片刻后，即感后背酸胀感及心慌、气短症状减轻；其次，以郄门、神门补泻兼施，箕门补法，心胸舒畅，无异常；最后，于风门、魂门（左）、肓门、期门采用挑刺后拔罐。诸法施治完毕，患者自述整个身体很轻松，所有症状消失。隔天施治 1 次。治疗 10 余次后，医院检查心电图正常，血脂指标恢复正常。

第八节　颈痛

案例一

叶某，男，43 岁。

主诉：颈、肩、背疼痛及左手麻木伴头晕 2 个月。

病史：2 个月前，患者发生颈、肩、背疼痛及左手麻木伴头晕。影像学检查提示，颈椎生理性曲度僵直、骨质增生、关节间隙变窄、项韧带钙化。医院给予对症处理，症状有所缓解。近期，朋友聚会，打牌劳累后，颈部症状加重，故来诊治。刻下，患者颈椎活动受限，俯仰不得，头晕，手麻。舌质红、苔白、脉弦。食纳尚可，大、小便正常，睡眠欠佳。

诊断：颈痛（颈椎病）。

针方：小辅针（左）、郄门、神门、风门、肓门、金门。

操作方法：小辅针（左），随咳进针；郄门、神门，补泻兼施；风门、肓门，挑刺拔罐；金门，施以补法。

疗效评定：针灸 1 次，患者症状即明显减轻。守原法隔天施治 1 次。共治疗 10 次，所有症状消除。嘱患者注意日常保健，不可长期低头作业。

案例二

孙某，女，37 岁。

主诉：颈部及右肩部不适半年余。

病史：半年前，医院检查显示，颈椎病。患者长期从事伏案工作，近期颈肩酸痛加重故来诊。患者第 3 颈椎、第 4 颈椎右侧，以及肩井处压痛明显。患者抬头时，双侧颈横纹不对称。患者平素怕冷，食纳、睡眠尚可，大、小便正常。舌质红、苔白、脉弦。

诊断：颈痛（颈椎病）。

针方：小辅针（右）、颈八针、肓门、命门。

操作方法：小辅针（右），随咳进针，活动片刻；颈八针〔天柱（双），直刺至骨后，提至皮部；天牖（双），向内斜刺至第3颈椎横突，轻度提插3次；三阳会（双）平刺1针透手三阳；大杼（双）透风门（双）平刺〕留针15分钟，起针后活动颈部；肓门，挑刺拔罐；命门，施以灸法20分钟。

疗效评定：诸法施治结束后，患者症状即消失。原法施治3次，患者电话告知，病已康复，不再继续治疗。

注：三阳会，历代著作均无记载。该穴是本人在临证中发现的有特殊治疗作用的穴位，为方便记忆，特命名为三阳会。该穴是手三阳经在颈、胸结合、交会的地方。针灸该穴以纠正颈部横纹不对称，有意想不到的疗效，如能结合其他穴位一起针灸，对于颈、肩僵硬不适也有非常理想的疗效。

案例三

刘某，男，39岁。

主诉：颈部酸痛1月余。

病史：患者头后仰及侧弯时酸痛，颈后横纹不对称，右侧第3颈椎、第4颈椎横突处触痛明显。影像学检查显示，颈椎生理性曲度消失，第3颈椎、第4颈椎间隙略变窄。舌红、苔白、尺弱。食纳、睡眠尚可，大便干结，小便黄赤。

诊断：颈痛。

针方：小辅针（左）、颈八针。

操作方法：小辅针（左），随咳进针，活动片刻；颈八针［天柱（双），直刺至骨，提至皮部；天牖（双），向内斜刺至第 3 颈椎横突，轻度提插 3 次；三阳会（双），平刺 1 针，透手三阳；大杼（双）透风门（双）平刺］留针 15 分钟，起针后活动颈部。颈部无不适感后，随咳依次去除小辅针。

疗效评定：小辅针（左），随咳进针活动片刻后即效。又，颈八针可疏通和改变颈部肌肉、筋膜群的紧张状态，使时刻绷紧的颈部松弛下来，恢复到自然状态。该患者针灸 1 次所有症状即解除，因工作性质特殊，未能继续治疗。电话随访 1 月，患者未再出现颈部不适。

第九节　腰痛

案例一

夏某，男，42 岁。

主诉：腰痛 3 天余。

病史：西医 CT 检查显示，第 3 腰椎与第 4 腰椎、第 4 腰椎与第 5 腰椎、第 5 腰椎与第 1 骶椎间盘突出，伴硬膜囊受压。就诊时，患者腰部侧弯畸形，不敢做俯仰及下蹲动作，痛苦面容。患者自述坐卧不得，触诊腰部肌肉僵硬，第 4 腰椎、第 5 腰椎间压痛明显。舌质红、苔白腻、脉弦紧有力。食纳尚可，睡眠欠佳，大便时不敢用力，小便正常。

诊断：腰痛（腰椎间盘突出症）。

针方：神门、液门、阳池、腰七针、殷门、滑肉门、箕门。

操作方法：先针神门、液门透阳池，让患者带针活动片刻，感腰部肌肉松软后仰卧，取滑肉门施以泻法，箕门施以补法，痛减即撤针；俯卧再取腰七针［肓门（双）透三焦俞，志室（双）透肾俞，京门（双）透肓门，命门针尖向下透腰阳关］；殷门针尖向上平刺，滞针法提拉数次，留针 20 分钟，5 分钟行针 1 次。

疗效评定：诸法施治结束后，患者即可进行直立、俯仰及下蹲活动。上法施治 6 次，患者诸症皆消。嘱咐患者继续治疗，以巩固疗效，但患者说："不痛就可以了，痛了再来！"真让人哭笑不得。临床上，患者的疾病得到控制后，后期的疗效巩固也是十分重要的，否则，很容易复发。好在此患者随访 2 个月未再出现腰部不适，嘱其注意休息，勿负重，以免复发。

案例二

张某，女，48 岁。

主诉：腰部及左腿疼痛半年余。

病史：患者过去曾从事重体力劳动，现又从事手工劳动，久坐时间长，积劳成疾，引发腰部疾病。西医影像诊断显示，腰椎间盘突出症。患者自述不能弯腰下蹲穿鞋，腰部连腿牵拉痛甚。舌红、苔白、脉弦。患者痛苦面容，饮食、睡眠尚可，大、小便正常。

诊断：腰痛（腰椎间盘突出症）。

针方：液门（右）、阳池（右）、腰七针、期门、石门、殷门。

操作方法：液门（右）透阳池（右），带针活动10分钟；腰七针（因患者怕针，改用刮痧法），方法与针刺方向一致。同时，加用带脉、八髎刮痧；期门、殷门，挑刺拔罐；石门，灸30分钟。针灸过程中（液门透阳池时），要求患者下床活动，之后，随咳出针。

疗效评定：诸法操作结束后，患者自述所有症状消失。效不移法，守原法继续针灸施治5次，诸症皆消，临床治愈，随访2个月无复发。

案例三

刘某，男，28岁。

主诉：腰痛1周。

病史：患者1周前搬东西时不慎扭伤，当天并无大碍，次日晨起时发觉腰痛，自买膏药贴敷，症状减轻，继续工作。近2天腰痛加重，坐卧均痛，延余治疗。触及两侧气海俞附近疼痛明显。舌质红、苔薄白、脉沉。

诊断：急性腰扭伤。

针方：殷门（左）、金门（左）、滑肉门（右）、天柱（左）、委中（左）、印堂、手三里（左）。

操作方法：先取印堂、手三里（左），印堂针尖向上平刺，手三里（左）直刺行泻法，带针活动腰部；殷门、金门、天柱、委中均取左侧穴位行以泻法；滑肉门（右）伞刺。

疗效评定：印堂，针尖向上平刺；手三里（左），直刺行泻法，带针活动腰部。施针5分钟患者感觉疼痛大减，施针15分钟患者感觉疼痛基本消失，唯感觉腰部酸胀，施以殷门（左）、金门（左）、天柱（左）、委中（左）泻法，滑肉门（右）伞刺。留针30分钟，每10分钟行针1次。针起病愈。嘱其保养，勿重力劳动。随访半年，患者腰痛未复发。

【按语】殷门（左）、金门（左）开启足太阳膀胱经下部门户，以利气血运行；再取足太阳膀胱经分支的上下交合点天柱（左）及委中（左），施以泻法，助足太阳膀胱经气血运行加速，气血通则痛自止；取足阳明胃经门穴（滑肉门，右）的目的是"后病前治""从阴引阳"，也是对称点取穴法。诸穴共施，疗效颇佳。

第十节　踝关节扭伤

案例一

刘某，男，65岁。

主诉：右外踝肿痛1天余。

病史：患者自述，在家搬东西时不慎把脚扭了，当时无大碍，便没在意，继续干活。当天夜里起床小便时，发现脚踝肿起，不能着地。第2天早饭后，延余诊治。

诊断：急性踝关节扭伤。

针方：液门（左）透养老（左）、金门（右）。

操作方法：液门（左）透养老（左），交叉对应取穴，缓慢进针，边进针边嘱患者活动患处；金门（右），施以泻法。

疗效评定：液门（左）透养老（左），针入活动患处，疼痛立减，再局部取金门（右）施以泻法疏导水肿，活血散瘀，1次痊愈。

案例二

丁某，女，35岁。

主诉：3天前工作时不慎扭伤右踝关节。

病史：患者自己在药房购买活血止痛膏外敷患处，因无效而来就诊。检查踝关节周围，患者内踝处肿胀疼痛、皮下瘀血，患肢活动受限。

诊断：急性踝关节扭伤。

针方：液门（左）透阳池（左），鱼际（左）透太渊（左）。

操作方法：两个透穴均缓慢轻柔进针，边进针边嘱患者活动患处，并让患者咳嗽时由轻到重跺脚。5 分钟后，患者疼痛皆无。次日患者告知，踝关节已不疼痛，正常上班。

第十一节　前列腺炎

案例一

沈某，男，43 岁。

主诉：患前列腺炎 6 年余。

病史：患者近 1 年来阳事不举、尿频、心烦易怒、失眠、夜寐梦多、形体肥胖、大便不畅，食纳尚可。舌红、苔白厚腻、脉弦滑数。

诊断：前列腺炎。

针方：期门、幽门、神门、石门、殷门、箕门、肓门。

操作方法：期门、殷门、肓门，挑刺拔罐；幽门、神门，平补平泻；石门，先毫针施以泻法，后艾灸 20 分钟以温通三焦经气；箕门，施以补法。

疗效评定：依上法调理半月余，患者诸症皆除。嘱患者每天在家早晚拍打带脉，艾灸石门40分钟。调理近2个月，患者前列腺炎彻底康复，同时体重减轻了近7.5kg。

案例二

罗某，男，37岁。

主诉：半年前因前列腺炎服中药近百剂效果欠佳。

病史：患者面红目赤、心烦急躁、夜不能眠、头晕乏力、会阴作痛、大便干结、小便黄赤。舌红、苔白、脉弦滑而数。

诊断：前列腺炎。

针方：期门、滑肉门、石门、京门、箕门。

操作方法：期门、滑肉门、石门、京门，施以挑刺拔罐；箕门，先泻后补。

疗效评定：诸法施治结束，患者感觉会阴部疼痛、心烦急躁、头晕当即解除，十分高兴。该患者表现为肝经郁热之象，急则治其标，故诸穴均取泻法，治以清泻肝经郁热为主。后以补泻兼施以安本源，诸症皆愈。

第十二节　高脂血症

案例一

常某，男，53岁。

主诉：经常眩晕。

病史：西医检查确诊为高脂血症伴动脉粥样硬化性高血压。患者形体肥胖，体重100kg。患者面色红赤，满面油光，口臭较甚。大便干结，六七日一行。舌苔黄而厚腻、脉弦滑有力。

诊断：高脂血症。

针方：肓门、膏肓俞、期门、滑肉门、箕门。

操作方法：肓门、膏肓俞、期门、滑肉门，毫针泻法与挑刺拔罐交替应用，隔2日1次；箕门，施以补法。

疗效评定：依此法调治月余，实验室检查结果显示，血脂各项指标接近正常。又守方续治1月余，诸症皆愈，患者体重减轻至85kg。此后，患者每月调治2次，持续半年。随访1年，患者情况一直良好。

案例二

章某，女，61岁。

主诉：高血脂、高血压、高血糖。

病史：患者头晕、目眩、耳鸣、记忆力减退、面红目赤、烦躁易怒、失眠多梦、小便频、大便不畅。食纳可，形体肥胖，胸闷心慌，稍运动后气不衔接，唇色暗紫。舌苔黄腻透白、舌下脉瘀甚、脉弦数。

诊断：高脂血症。

针方：高三针、期门、滑肉门、三阴交、膈俞。

操作方法：高三针（肓门、膏肓俞、肓俞）、期门、滑肉门、膈俞，毫针泻法与挑刺拔罐交替应用；三阴交以补法为主。以后，结合患者病情演变守上法补泻兼施。

疗效评定：该患者前后调治 3 月余，诸症基本消除。患者因不愿再行针刺，故嘱其回家自行灸治。艾灸处方：气海、关元、足三里、膏肓俞。每次艾灸 15 ～ 20 分钟，1 日 1 次。连续艾灸 1 个月后复诊，患者告知实验室检查显示，血脂、血压基本正常，血糖接近正常值。该患者是 2013 年在温州调治的病人，后因患者回福建老家，未再联系。

第十三节　头痛

孟某，男，39 岁。

主诉：巅顶痛 3 年余。

病史：患者 3 年前因家庭矛盾与家人争吵，当时便头痛如裂，视物模糊，欲呕，耳鸣。今与同事争吵，又开始头痛。详细问其病史得知，此人平素性情孤僻，易怒，怒时多伴头晕、心慌。每次头痛发作多以头顶处为主，在某医院治疗效果欠佳，经人介绍延余治。脉诊，双关弦大而数；舌尖红，舌苔薄微黄而干，以中部为甚，舌部肝胆区略隆起。大、小便正常，睡眠欠佳，饮食尚可。

诊断：头痛（中焦失运，肝阳上亢）。

针方：期门、神门、中脘、阴谷。

操作方法：期门、神门，施以泻法；中脘、阴谷，平补平泻。

疗效评定：上法施治完毕，患者巅顶痛大减，10分钟后痛消。继续留针30分钟，每5～10分钟行针1次。上法隔天施治1次，共治疗7次。随访1年，患者巅顶痛未再发作。

【按语】 易怒、脉弦大而数、视力模糊、舌部肝胆区略隆起、头晕、心慌、夜不能寐，这些都是肝气郁结，肝胆火盛而不降所致，再加上病程较长，故取足厥阴肝经门穴（期门）施以泻法，疏肝理气，降肝胆之火；舌尖红、睡眠差，提示心火旺盛，取手少阴心经门穴（神门）施以泻法，安定心神；舌苔薄微黄而干，以中部为甚，为中焦失运，故取中脘施以平补平泻，调和中焦，足少阴肾经贯脊通督脉，肝肾同源，肝脉也上行于巅顶，肝肾相互资生，故取足少阴肾经的重要穴位阴谷平补平泻，滋肾平肝潜阳，引火下行。

第十四节　面瘫

陈某，男，35岁。

主诉：左侧口眼歪斜10天余。

病史：患者于10天前午睡时外感风邪，自觉左侧面部紧缩，口角向右歪，同侧上下眼睑闭合障碍。因担心面瘫之疾，近期睡眠不佳；饮食、二便尚可。舌质微红、苔黄厚、脉沉弦。发病后经某区级医院中西结合治疗，未获明显效果故延余诊治。

诊断：周围性面瘫。

治则：行气祛风、通络活血。

针方：耳门、风门、地仓、听宫、颊车、太阳、翳风、丝竹空、鱼腰、三间（右）。

操作方法：地仓透颊车、透听宫、透太阳；丝竹空透鱼腰；其余穴位平补平泻。也可配合针刺口腔内黏膜凸起的血络，放血治疗。

疗效评定：治疗 10 天，患者基本康复。再继续治疗 1 周，患者诸症皆除。

【按语】面颊为阳明、少阳气血循行的部位，由于经络气血受外界因素的影响，一过性空虚，风邪乘虚而入，以致经络气血阻滞不通，经筋失于濡养，筋肉纵缓，收合不利，形成面瘫。治疗面瘫应先行少阳、阳明之气，气行则血通。三间（右）属远部取穴，耳门、风门、地仓、听宫、颊车、太阳、翳风、丝竹空、鱼腰属近部取穴，远近取穴相配，共奏行气祛风、通络活血之功。

第十五节　咽痛

孔某，女，38 岁。

主诉：咽喉长期疼痛伴异物感 7 年余，每遇感冒即加重。

病史：患者因咽部肿痛加重 3 天就诊，自述咽喉部疼痛严重，不能进食，吞咽困难。详细问其病史得知，7年前曾患1次重感冒及咳嗽，住院治疗10天。此后，每次感冒，咽痛必发，多年来辛辣刺激性食物从未吃过，但还是经常发作，非常痛苦。长期皮肤干燥。舌红，苔薄，舌中后部可见多个细小裂纹；脉沉细，以双尺为甚。饮食喜冷，大便干（4~5天1次），小便正常，睡眠欠佳。

诊断：慢性咽喉炎急性发作。

针方：幽门、照海、经渠、天突。

操作方法：幽门、照海、经渠3穴采用泻法，天突采用挑刺法。

疗效评定：针刺1次，诸症皆除。为巩固疗效，继续治疗2次。随访1年，患者未再发作。

【按语】患者咽痛久治不愈因伤津耗气所致，诊断为慢性咽喉炎急性发作。幽门为足少阴肾经门穴；照海可使上浮虚火下行，起到滋阴降火、清咽利喉的作用；经渠为手太阴肺经穴位，具有疏风解表、宣肺理气、清肺降逆之功；天突为任脉之穴，主治咽喉疾病，具有宽胸理气、通利气道、降痰宣肺之功。诸穴同用，疗效显著。

第十六节　胃脘痛

刘某，男，54岁。

主诉：上腹部不适1年余。

病史：1 年来自觉上腹部不适、胀痛，伴反酸、烧灼感，有时呕出胆汁样物，呃逆常作，纳食尚可，大、小便正常。平时喜辣、嗜烟，偶尔饮酒。舌质暗红、苔黄厚腻、脉弦滑。触诊中脘处有压痛。1 年来，经多家医院检查，诊断为胆汁反流性胃炎及轻度胃黏膜糜烂。给予对症处理后，时好时坏，反复发作。经同乡推荐，延余诊治。

诊断：胃脘痛（肝胃郁热）。

针方：梁门、滑肉门、箕门（左）、中脘、膻中、伏兔、内关、公孙（左）。

操作方法：梁门、滑肉门、中脘、伏兔，行泻法；箕门（左），行补法；膻中、内关、公孙（左），行平补平泻法。

疗效评定：针刺 1 次，症状明显缓解。效不更方，上法调治 10 余次，诸症皆除。10 余次针刺当中，曾用 3 次脐部卦位针，坤、艮、震、巽加膈俞、肝俞、脾俞、胃俞施治，以防针刺导致穴位疲劳，影响治疗进程。

【按语】 梁门、箕门可使脾阳得升，胃内浊气得降；中脘为人体八会穴之腑会；伏兔可泻诸脏腑之浊邪；滑肉门具有运化脾土、平肝熄风的作用，诸穴相配具有疏肝养胃、消食导滞、和胃健脾、降逆利水的作用。另外，膻中具有活血通络、宽胸理气、疏肝利胆作用；内关、公孙均为八脉交会穴，可以治疗胃及心胸疾病。

第十七节　膝关节痛

案例一

张某，男，58 岁。

主诉：双膝关节疼痛，伴活动障碍 7 年余，加重 1
周，以左膝为主。

病史：患者因从事渔业工作，7 年前在 1 次工作时不
慎扭伤，导致左膝关节疼痛。当时，未就医诊治，自买
外用膏药贴敷。之后，时有痛感未理会。近 3 年开始出
现双侧膝关节疼痛，以左侧为重。近 1 周复感风寒，疼
痛加重，左膝关节步行不久便出现疼痛，右膝关节过度
活动后疼痛，双膝关节蹲起困难，上下台阶不便，时可
听见关节响声。双膝关节怕冷恶风，遇寒加重。曾在别
处行西医对症治疗及中医针灸、推拿、外敷、内服汤药
等治疗，效果不佳。现双膝关节疼痛，活动障碍。舌质
暗红，苔白腻，中部可见裂纹，脉弦。

诊断：痹证（气滞血瘀，寒湿困脾）。

针方：箕门、梁门、中脘、伏兔、足三里、环跳
（左）、三阴交。

操作方法：梁门、三阴交，针尖朝向痛处，行补法；
箕门、中脘、足三里，行泻法；伏兔，直刺，行捻转提
插，膝关节出现麻胀感后，提针至皮下，向心处斜刺出

现麻胀感向腹部放射，提针至皮下，再向膝关节痛处方向斜刺1寸左右（此操作意义有二：一是激发和调动阳明气血，引气血入患处，有利于疾病的自我修复；二是清泄脏腑浊邪，力求治本）；环跳（左），直刺，麻胀感要放射至足。

疗效评定：针刺1次收效，针刺5次后患者疼痛基本消失，蹲起自如，唯有上台阶时出现轻微疼痛。守法继续治疗3次，诸症皆无。患者因恐惧针灸又急于回老家，痛消后未继续治疗。随访半年，患者膝关节痛未复发。

【按语】患者怕冷恶风，遇寒加重，此证属风寒痹阻。根据"气行血自通，血行风自灭"的指导思想，首先，取足少阳胆经环跳，少阳多气少血，故取之以行气，气行则血通；其次，取足太阴脾经门穴（箕门），使脾阳得以升；再次，取足阳明胃经诸穴及腑会（中脘），使胃内浊邪得以清降；最后，取三阴交健脾理血、益肾平肝。诸穴同用，痹证痊愈。

案例二

丁某，女，73岁。

主诉：双膝关节痛，右侧为重。

病史：患者自诉10余年前右膝关节开始疼痛，逐渐累及左侧膝关节，每逢天气变化及受凉后双膝关节症状加重。近2周，患者双膝关节痛加重，行动不便。双下肢伸而不屈，屈则痛甚，上下台阶不便，走路时可听见关节摩擦音。双膝关节怕冷恶风，遇寒则甚。多年来一直间断治疗，症状无明显改善。舌质暗红，苔厚白腻，中部微黄，且可见裂纹；脉弦数。大便略干，小便细长，纳差，睡眠尚可。

诊断：痹证（寒凝，气滞血瘀）。

针方：梁门、箕门、中脘、伏兔、解溪、血海、风府、鱼际、大杼、委中、水泉。

操作方法：梁门、中脘、伏兔、解溪，施以泻法；箕门（灸）、血海、水泉（灸），施以补法；委中，施以刺血拔罐；风府、鱼际、大杼，得气后带针活动。

疗效评定：诸法施治结束，患者即感双膝关节明显轻松，活动时疼痛大减。效不更方，原法继续治疗13次，患者蹲起、上下台阶基本正常，其他诸症皆除。患者因回贵州老家，未再继续治疗。随访1年，患者双膝关节痛未再复发。

【按语】梁门、中脘、伏兔、解溪，施以泻法，和调中焦脾胃，使脾阳得升，胃火得降，胃阴得以滋养，双膝病邪去半，正应了"胃有邪，沉于两膝"之言；箕门、水泉，针后加灸，血海施以补法，可温经散寒、活血化瘀；风府、鱼际、大杼，针后带针活动，可加速气血运行于两膝，通则不痛，可起到通络止痛作用；委中，刺血拔罐，遵循"久病不离身者，视其瘀阻血络刺之"之旨，有通络、活血、化瘀之功。诸穴相配多获良效。临证中，针方应灵活化裁，不必拘泥。

第十八节　耳鸣、耳聋

柳某，女，45岁。

主诉：左侧耳鸣、耳聋4月余。

病史：4个月前，患者家庭发生重大变故，情绪剧烈波动，突然耳鸣（左），后逐渐耳聋（左），经多方医治不效，并有加重趋势。现患者耳鸣（左）耳聋（左）、头目眩晕、心烦急躁、夜寐不安、大便干结。舌质红、苔黄、脉弦滑且数。血压135/100mmHg。

诊断：耳鸣耳聋（肝胆火旺型）。

针方：耳门、液门、期门（右）、外关、翳风、关冲、足窍阴、侠溪、大敦（右）、行间。

操作方法：先取门穴耳门、液门、期门及肝、胆、三焦经的井穴关冲、大墩（右）、足窍阴，施泻法或挑刺或刺血；次取外关、翳风、侠溪、行间，平补平泻。

疗效评定：上法施治完毕，患者自感耳朵清爽许多。治疗5次后，耳鸣（左）、耳聋（左）症状消失。继续治疗5次以求稳固。随访1年，患者未复发。

【按语】门穴是脏腑气血出入之门户，井穴是十二经脉之"根"，阴阳经脉之气相交之所，具有疏通气血、开窍醒神、泄热清神作用，故取门穴及肝、胆、三焦之井穴关冲、大墩（右）、足窍阴，主要用于清泄脏腑之热及各经热证；阳经主外热，阴经主内热，所以取侠溪、行间、外关、翳风；外关，为人体手少阳三焦经上的重要穴位，为手少阳之络、八脉交会穴，可以疏通阳维脉、三焦经，有清热解毒、解痉止痛、通经活络之功；翳风，为手少阳三焦经常用腧穴，具有益气补阳作用。诸穴同用，共奏清泻肝胆郁热、疏调升降之功。

耳聋、耳鸣，分虚、实两型，实则为肝胆火旺，闭阻清窍；虚则为肝肾阴虚，精不上承，髓海不足，窍失其养，窍闭不开。

上述病案为实证治法。虚证导致的耳聋、耳鸣，多源于肾（耳为肾之窍），治宜镇静安神、启闭开窍、滋补肝肾、养脑益髓，针方在门穴及井穴的基础上加太溪、复溜，施以补法。

第十九节　过敏性结肠炎

康某，女，49 岁。

主诉：每晨起腹泻 5 年余。

病史：患者腹泻 5 年余，每晨起泄泻必作。近 3 个月来自汗出，夜间尤甚，夜不能寐。纳食渐减，形体日削，面色干而暗黑，心烦急躁。经某医院前后给予中药内服 200 余剂，病势有增无减，毫无效验。现患者面黑瘦而两目炯炯。舌红质干，苔厚腻，舌尖红刺满布。脉弦滑，按之有力，沉取略数。其腹泻每于五更即作，入厕即泻，其势如注，泻前必腹中绞痛，泻后痛止且舒。

诊断：慢性过敏性结肠炎（肝胆郁热，木郁克土）。

针方：期门、箕门、梁门、行间、曲泉、丘墟、阴陵泉、太白、伏兔、解溪。

操作方法：本病应泻肝胆之热，故取足厥阴肝经的门穴（期门）、荥穴（行间）、合穴（曲泉）及足少阳胆经的丘墟，一并泻之；肝胆热去则木土和调，再取脾胃升降穴（箕门、梁门）平补平泻，使脾胃升降有序，运转正常；取伏兔泻之，以降胃内浊邪，更助肝胆之热邪出；解溪取泻法，可加速胃内浊热之邪清除，使阳明胃府得阴自安，同时具有通利水道之功；取足太阴脾经原穴（太白）、合穴（阴陵泉）补之，意在"太阴之土得阳始运"，热去则木土和调，诸症自平。

疗效评定：上法施治，1 次收效。原法加减：去行间、伏兔、解溪，加膻中、气海、天枢调治 2 周，诸症皆愈。随访 1 年，患者慢性过敏性结肠炎未复发。

【按语】慢性过敏性结肠炎，中医称为五更泻，亦称晨泻。本病多由肾阳虚衰而致，故又称为肾泻。除肾阳虚可引起晨泻外，肝经郁热也可引起晨泻，临证必须详查细参，切不可轻率断之，妄施温补，反增热郁，南辕北辙，病无愈期。

肝经郁热之晨泻，虽是久泻不止，但其脉弦细数（弦为肝郁，滑数为郁热化火），同时伴有心烦急躁、多梦等症。本针方宣郁清热、升清降浊。取肝经诸穴以泻肝补脾、缓痛止泻；取其他诸穴健脾和胃、利湿止泻。诸穴共奏肝胆热清、脾胃和调之功。

本案患者面色黑、舌红、脉弦滑数、暴泻如注，此乃一派热象。《黄帝内经》云："诸呕吐酸，暴注下迫，皆属于热。"凡暴泻如注，势不可挡者，皆火热泻也。该病发生于黎明少阳初生之时，为肝热犯土，故上法治疗多能获效。

第二十节　泄泻

朱某，男，28岁。

主诉：泄泻1天，伴肠鸣、腹痛。

病史：患者于昨日朋友聚餐后即觉腹部不适，昨晚腹泻五六次，从昨晚到今天上午就诊时已经腹泻10余次。患者舌苔腻、脉滑数、不思饮食。

诊断：伤食泄泻。

针方：箕门、滑肉门、天枢、内庭、侠溪。

操作方法：滑肉门、天枢、内庭、侠溪，行泻法；箕门，行补法。

疗效评定：针刺1次即收效，纳食可，针后当日泄泻2次（夜间1次），继续治疗3次，诸症消除，纳食恢复正常。

【按语】凡暴泻如注，势不可挡者，皆火热泻也，故取足阳明胃经门穴（滑肉门）及荥穴（内庭）、手阳明大肠经募穴（天枢）、足少阳胆经荥穴（侠溪），诸穴均施泻法，起到清浊、降火、止泻的功效；足太阴脾经门穴（箕门），施补法。诸穴同用，脾阳得升，运化有序，泄泻即止。

第二十一节　便秘

丁某，女，43岁。

主诉： 大便干结不下7年余，7～8天1行，平时自觉腹胀时便口服麻仁丸、润肠丸等促便排出。

病史： 患者体质肥胖，头目眩晕，心烦急躁，脘腹胀满，纳差，下肢轻度水肿，大便近2周未行。舌红、苔白腻、脉濡滑且数。

诊断： 便秘（阳明湿热积滞）。

针方： 滑肉门、箕门、腹结、大肠俞、天枢、伏兔。

操作方法： 诸穴除箕门穴外，均施以泻法。

疗效评定： 诸法治疗1次后，当天晚上出现腹部阵阵作痛即行大便。效不更方，于上法继续治疗5次，每日皆可行大便1次，诸症皆愈。随访1年，患者未复发。

【按语】 此案为燥邪犯肺，肺失宣降，肺与大肠相表里，燥热下移大肠，伤津耗液，津亏液少，故大便难行。患者常服麻仁丸、润肠丸，此常法也，必有效验，然不能根除，以致服药则便畅，不服药则便秘，久而久之，必赖药以通便，但终有服药也难以大便之日。此为肠胃传导之病，湿热积滞壅阻，致三焦气机不畅。故滑肉门、腹结、大肠俞、天枢、伏兔行泻法，以泻胃肠之热邪；箕门行补法，助脾阳以升。气机调畅，升降有序，诸症皆除。

第二十二节　肩痛

杜某，女，45 岁，缅甸商人。

主诉：右肩疼痛 6 月余。

病史：自诉右肩部疼痛 6 月余，来我处诊治前一直在某附属医院治疗。西医给予止痛、活血药，中医给予针灸、推拿等治疗，均未见明显好转。经人介绍，延余诊治。功能检查显示，右肩不能上举、后伸。在手太阴肺经及手厥阴心包经循行路线上有压痛点，其余未见明显异常。问其原因得知，6 月前肩部肌肉不慎拉伤，至今未愈。舌质微红、苔薄白、脉数大。

诊断：肩前痛（经络瘀阻）。

针方：郄门、云门、中冲、鱼际、三间。

操作方法：郄门、云门，行泻法或挑刺法，加拔罐；中冲，行点刺出血；鱼际、三间，行泻法，针感传至肩部。

疗效评定：诸法施治完毕，患者大悦，上肢已能抬起过头，但后伸时还有微痛。续治 3 次，诸症皆除。患者非常高兴，对中国针灸高高竖起大拇指。

【按语】《黄帝内经》云："经脉所过，主治所及。""守数据治，无失腧理。"本案虽为小病，但在国际友人面前彰显了"国之精粹"——中医针灸的神奇与魅力！此案关键点在于循经检查经络上的异常反应点，提示病痛处所累及的经络所在，诊断明确故能施治有法、有效。

第二十三节　呃逆

郑某，女，38岁。

主诉：呃逆5天。

病史：患者5天前与同事争吵后出现呃逆，经他处诊治无效，延余诊治。现患者呃逆频繁，每分钟10余次，呃声低沉，坐立不安，表情痛苦，胸胁胀痛不舒，烦躁易怒。舌质淡红、苔薄白、脉弦洪有力。

诊断：呃逆（肝郁气滞，浊邪上逆）。

针方：梁门、中脘、膻中、中都、伏兔、太冲。

操作方法：膻中点按法，其余均施以泻法。

疗效评定：治疗1次，呃逆止。因担心再发作，遂巩固治疗2次，诸症皆除。随访1月，患者呃逆未复发。

【按语】治疗呃逆之法很多，如指压攒竹（双）、按压膈俞、强刺激内关等均有一定疗效。

本案的病机为肝郁气滞，胃火不降。肝在志为怒，恼怒最易伤肝，致肝气郁结，气机不利则可横克胃土。胃以通降为顺，胃气不降反升，故见呃逆频频。肝喜条达而恶抑郁，胃以降为和，故以疏肝解郁、和胃降逆为主。取梁门、中脘和胃理气、健脾调中；膻中为气会，取之降气止呃；伏兔清泄脏腑之热邪；足厥阴肝经郄穴（中都），取之降浊升清、疏肝理气；原穴（太冲）具有燥湿生风之功，故泻之，以平肝气之横逆。诸穴相配，共奏良效。

第二十四节　痿证

尹某某，男，63岁。

主诉：双下肢痿软无力半月余。

病史：患者既往有风湿性关节炎病史。近期患者出现双下肢痹痛，继之痿软无力，不能正常站立行走。现下肢肌肤红热，关节微肿。舌质暗红，且见瘀点，苔黄腻，脉数。睡眠欠佳，纳差，大、小便尚正常。

诊断：痿证（湿热夹瘀，运化失序）。

针方：梁门（右）、滑肉门（右）、箕门、内关、环跳、风市、伏兔（右）、阳陵泉、太冲、太溪、解溪（右）。

刺法：梁门（右）、滑肉门（右）、伏兔（右）、解溪（右）、太溪施以泻法；箕门施以补法；内关、环跳、风市、阳陵泉、太冲施以平补平泻法。

疗效评定：诸穴针治3次，患者已能自主行走。效不更方，继续治疗15次，患者活动基本正常，诸症皆除。随访半年，患者双下肢痿软无力未复发。

【按语】根据《素问·痿论》提出的"治痿独取阳明"的基本原则，治疗痿证主要采取补益脾胃的方法。湿热客于中焦，致脾胃升降失节，脾统血，主肌肉四肢，双下肢痿软无力，此乃湿热困于脾胃之证，致气血不运而发生肌肉、筋骨萎缩不用，治宜和调脾胃、升清降浊、通调局部气血。故取梁门（右）、滑肉门（右）、伏兔（右）、解溪（右）以降胃火，清泄脏腑热邪；太溪为足少阴原穴，有清热生气、滋阴益肾的作用，泻之可引火下行；补箕门可使脾阳得升，运化有序；内关、环跳、风市、阳陵泉、太冲施以平补平泻。诸穴共施，下肢气血运行，助痿得复。

第二十五节　失眠

金某，男，43岁。

主诉：失眠10年。

病史：患者自诉10年来严重失眠，入睡难，梦多，心烦急躁，头晕目眩，口干。近2年，患者依赖安眠药睡觉。纳差，伴胃胀满。大便干结，2～3日1行。舌质红、苔薄白且干，脉弦滑且数。

诊断：失眠（肝胆郁热，气机阻滞，热扰心神）。

针方：期门（左）、神门（双）、中脘、箕门（左）、风池（双）、伏兔（双）、行间（双）。

操作方法：期门（左），施以挑刺法；神门（双）、中脘、风池（双）、伏兔（双）、行间（双），施以泻法；箕门（左），施以补法。诸穴施治5次，改左右交替针刺。

疗效评定：初次治疗当晚，未服安眠药即可入睡3个小时，患者大悦。患者共针治20次，前10次按原法施治，后10次减期门（左）、行间（双），加太冲（左）、足临泣、内关、公孙平补平泻。经治疗，患者诸症痊愈。随访1年，患者失眠未复发。

【按语】 失眠一症，中医方书中多责之于心，惯用枣仁、柏仁、合欢花、夜交藤等药养心安神，以济安寐。但此案诸法尽试，难以奏效，是治未对症也。其失眠伴心烦急躁、夜寐梦多，是肝经郁热之象，取期门（左）、行间（双）、伏兔（双）泻之，清泄肝胆脏腑之热邪，调气机求其寐安；取风池（双）、神门（双）祛风散邪、安定心神；中脘、箕门（左）疏调脾胃、升清降浊。诸穴共施，升降有序，阴阳平衡，岂有不效之理。

附　录

一、简述十四经脉循行路线

经络学说，不但说明人体是一个完整统一的整体，局部与整体之间存在密切联系，而且说明人体具有内在的特殊联系规律，即体表与体表、内脏与内脏、体表与内脏之间的联系是有规律的，这正是针灸临床选穴施术的主要依据。

这里所讲的十四经脉指的是十二经脉、督脉和任脉。

十二经脉具有运行气血、联接脏腑内外、沟通上下等功能，无论是感受外邪，还是脏腑功能失调，都会引起经络的病变。因此，了解十二经脉的循行、功能和发病情况，对防病治病均有重大的意义。

十二经脉在体表的循行分布规律是：凡属六脏（心、肝、脾、肺、肾和心包）的阴经，多循行于四肢的内侧和胸腹部，其中分布于上肢内侧的为手三阴经，分布于下肢内侧的为足三阴经；凡属六腑（胆、胃、大肠、小肠、膀胱和三焦）的阳经，多循行于四肢外侧、头面和腰背部，其中分布于上肢外侧的为手三阳经，分布于下肢外侧的为足三阳经。手足三阳经的排列顺序是，"阳明"在前，"少阳"居中，"太阳"在后；手足三阴经的排列顺序是，"太阴"在前，"厥阴"在中，"少阴"在后（内踝上8寸以下为"厥阴"在前，"太阴"在中，"少阴"在后）。十二经脉的循行走向为：手三阴经从胸走手，手三阳经从手走头，足三阳经从头走足，足三阴经从足走腹（胸）。

十二经脉的流注是从手太阴肺经开始，阴阳相贯，首尾相接，逐经相传，到肝经为止，从而构成了周而复始、如环无端的流注系统，将气血周流全身，起到濡养的作用。

下面把十四正经的循行起止简述如下，以便读者学习参考：

（一）手太阴肺经（从胸走手）

《灵枢·经脉》："肺手太阴之脉，起于中焦，下络大肠，还循胃口，上膈属肺，从肺系横出腋下，下循臑内，行少阴、心主之前，下肘中，循臂内上骨下廉，入寸口，上鱼，循鱼际，出大指之端；其支者，从腕后，直出次指内廉，出其端。"

【语译】《灵枢·经脉》认为，手太阴肺经自中焦的胃脘部起始，向下联络大肠，回过来沿着胃的上口，贯穿膈肌，入属肺脏，从肺系（气管、喉咙）横行出于胸壁外上方（中府），走向腋下，沿上臂前边外侧，行于手少阴心经和手厥阴心包经的外面，下至肘中（尺泽），再沿前臂桡侧下行，至寸口（桡动脉搏动处），沿大鱼际外缘出大拇指之桡侧端（少商）。它的支脉从腕后桡骨茎突上方（列缺）分出，经手背虎口部至食指桡侧端（商阳）。

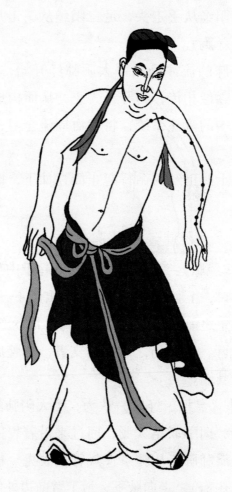

图32　手太阴肺经循行路线图

起止穴：（寅）手太阴肺经，出中府（腋旁），至少商（大拇指）。

（二）手阳明大肠经（从手走头）

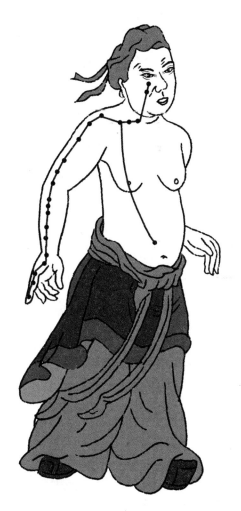

图33　手阳明大肠经循行路线图

《灵枢·经脉》："大肠手阳明之脉，起于大指、次指之端，循指上廉，出合谷两骨之间，上入两筋之中，循臂上廉，入肘外廉，上臑外前廉，上肩，出髃骨之前廉，上出于柱骨之会上，下入缺盆，络肺，下膈，属大肠；其支者，从缺盆上颈，贯颊，入下齿中，还出挟口，交人中，左之右，右之左，上挟鼻孔。"

【语译】《灵枢·经脉》认为，手阳明大肠经自食指桡侧端（商阳）起始，沿食指桡侧上行，出走于两骨（第一、二掌骨）之间，进入两筋（伸拇长、短肌腱）之中（阳溪），沿着前臂桡侧，向上进入肘弯外侧（曲池），再沿上臂后边外侧上行，至肩部（肩髃），向后与督脉在大椎穴处相会，然后向前进入锁骨上窝，联络肺脏，向下贯穿膈肌，入属大肠。它的支脉，从锁骨上窝走向颈部，通过面颊，进入下齿中，回过来挟着口唇两旁，在人中处左右交叉，上挟鼻孔两旁（迎香）。

起止穴：（卯）手阳明大肠经，起商阳（手食指），至迎香（鼻旁）。

（三）足阳明胃经（从头走足）

《灵枢·经脉》："足阳明胃经之脉，起于鼻，交頞中，旁纳（一本作'约'字）太阳之脉，下循鼻外，入上齿中，还出挟口，环唇，下交承浆，却循颐后下廉，出大迎，循颊车，上耳前，过客主人，循发际，至额颅；其支者，从大迎前下人迎，循喉咙，入缺盆，下膈，属胃，络脾；其直者，从缺盆下乳内廉，下挟脐，入气街中；其支者，起于胃口，下循腹里，下至气街中而合，以下髀关，抵伏兔，下膝膑中，下循胫外廉，下足跗，入中趾内间；其支者，下膝三寸而别，下入中趾外间；其支者，别跗上，入大趾间，出其端。"

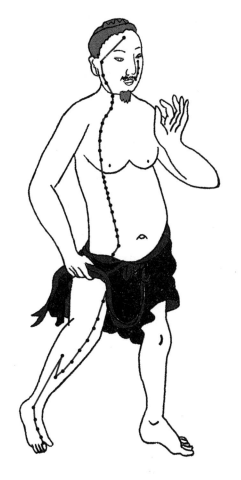

图34　足阳明胃经循行路线图

【语译】《灵枢·经脉》认为，足阳明胃经起始于鼻翼旁，挟鼻上行，左右侧交会于鼻根部，旁行入目内眦，与足太阳经相交，向下沿鼻柱外侧，入上齿中，还出，挟口两旁，环绕嘴唇，在颏唇沟左右相交，退回沿下颌骨后下缘到大迎，沿下颌角上行过耳前，经上关（客主人），沿发际，到额前。其分支从大迎前方下行到人迎，沿喉咙向下后行大椎，折向前行入缺盆，下行穿过膈肌，属胃，络脾。直行向下一支是从缺盆出体表，沿乳中线下行，挟脐两旁，下行至腹股沟外的气街穴。又一分支从胃下口幽门处分出，沿腹腔内下行到气街，与直行之脉会合，而后行大腿前侧，至膝膑，沿下肢胫骨前缘下行至足背，入第二趾外侧端。另一分支从足三里分出，下行入中趾外侧端。还有一分支从足背上冲阳分出，前行入足大趾内侧端。

起止穴：（辰）足阳明胃经，起承泣（目下），下厉兑（足次趾）。

（四）足太阴脾经（从足走胸）

《灵枢·经脉》："脾足太阴之脉，起于大趾之端，循趾内侧白肉际，过核骨后，上内踝前廉，上踹内，循胫骨后，交出厥阴之前，上膝股内前廉，入腹，属脾，络胃，上膈，挟咽，连舌本，散舌下；其支者，复从胃别上膈，注心中。"

【语译】《灵枢·经脉》认为，足太阴脾经的循行部位起于足大趾内侧端（隐白），沿内侧赤白肉际，上行过内踝的前缘，沿小腿内侧正中线上行，在内踝上 8 寸处，交出足厥阴肝经之前，沿大腿内侧前缘上行，进入腹部，属脾，络胃，向上穿过膈肌，沿食道两旁，连舌本，散舌下。本经脉分支从胃别出，上行通过膈肌，注入心中，交于手少阴心经。

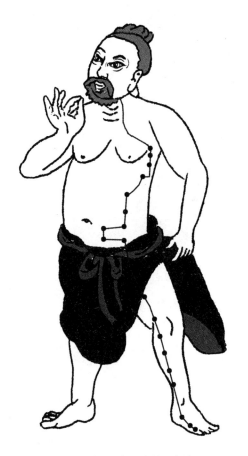

图 35　足太阴脾经循行路线图

起止穴：（巳）足太阴脾经，起隐白（足大趾），上
大包（腋下）。

（五）手少阴心经（从胸走手）

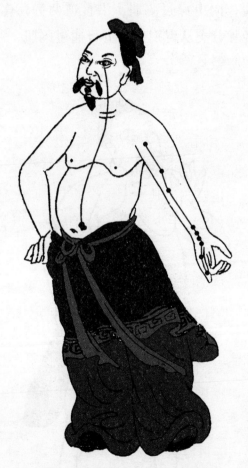

图36　手少阴心经循行路线图

《灵枢·经脉》："心手少阴之脉，起于心中，出属心
系，下膈，络小肠；其支者，从心系，上挟咽，系目系；

其直者，复从心系，却上肺，下出腋下，下循臑内后廉，行太阴、心主之后，下肘内，循臂内后廉，抵掌后锐骨之端，入掌内后廉，循小指之内，出其端。"

【语译】《灵枢·经脉》认为，手少阴心经自心中起始，出来属于心系（心脏周围脉管等组织），向下贯穿膈肌，联络小肠。它的分支，从心系向上，挟着食道上端两旁，连系目系（眼球与脑相连的组织）。它外行的主干，从心系上肺，斜走出于腋下（极泉），沿上肢前边，行于手太阴经和手厥阴心包经的内侧，下行肘节（少海），沿前臂尺侧，到手掌后豌豆骨突起处（神门），进入掌中，沿小指桡侧出其末端（少冲）。

起止穴：（午）手少阴心经，出极泉（腋下），注少冲（手小指）。

（六）手太阳小肠经（从手走头）

《灵枢·经脉》："小肠手太阳之脉，起于小指之端，循手外侧上腕，出踝中，直上循臂骨下廉，出肘内侧两筋之间，上循臑外后廉，出肩解，绕肩胛，交肩上，入缺盆，络心，循咽，下膈，抵胃，属小肠；其支者，从缺盆循颈上颊，至目锐眦，却入耳中；其支者，别颊，上𬃊，抵鼻，至目内眦，斜络于颧。"

【语译】《灵枢·经脉》认为，手太阳小肠经自手小指尺侧端（少泽）起始，沿手掌尺侧缘上行，出尺骨茎突，沿前臂后边尺侧直上，出尺骨鹰嘴和肱骨内上髁之

间（小海），向上沿上臂后边内侧，出行到肩关节后面，

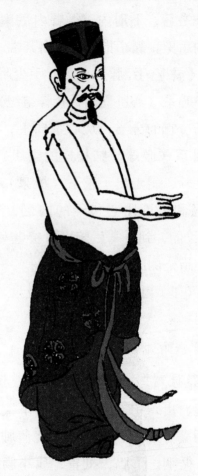

图 37　手太阳小肠经循行路线图

绕行肩胛，在大椎穴与督脉相会，向前进入缺盆（锁骨上窝），深入体腔，联络心脏，沿着食道下行，贯穿膈肌，到达胃部，入属小肠。它的分支，从锁骨上窝沿颈

上颊，到外眼角，折回来进入耳中（听宫）。另一条支脉，从面颊部分出，行至眶下，到达鼻根部的内眼角，然后斜行到颧部（颧髎）。

起止穴：（未）手太阳小肠经，起少泽（手小指），上听宫（耳中）。

（七）足太阳膀胱经（从头走足）

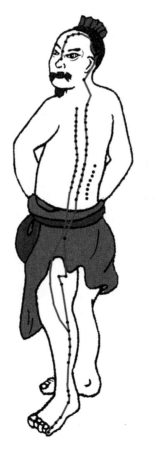

图38　足太阳膀胱经循行路线图

《灵枢·经脉》：“膀胱足太阳之脉，起于目内眦，上额，交巅；其支者，从巅至耳上角；其直者，从巅入络脑，还出别下项，循肩髆内，夹脊抵腰中，入循膂，络肾，属膀胱；其支者，从腰中下夹脊，贯臀，入腘中；其支者，从髆内左右别下贯胛，夹脊内，过髀枢，循髀外，从后廉下合腘中，以下贯踹内，出外踝之后，循京骨至小趾外侧。”

【语译】《灵枢·经脉》认为，足太阳膀胱经循行部位起于目内眦（睛明），上达额部，左右交会于头顶部（百会）。分支从头顶部分出，到耳上角部。直行本经从头顶部分别向后行至枕骨处，进入颅腔，络脑，回出分别下行到项部（天柱），下行交会于大椎，再分左右沿肩胛内侧，脊柱两旁（1.5寸），到达腰部（肾俞），进入脊柱两旁的肌肉，深入体腔，络肾，属膀胱。一分支从腰部分出，沿脊柱两旁下行，穿过臀部，从大腿后侧外缘下行至腘窝中（委中）。另一分支从项分出下行，经肩胛内侧，从附分穴挟脊（3寸）下行至髀枢，经大腿后侧至腘窝中与前一支脉会合，然后下行穿过腓肠肌，出走于足外踝后，沿足背外侧缘至小趾外侧端（至阴），交于足少阴肾经。

起止穴：（申）足太阳膀胱经，起睛明（目内眦），下至阴（足小趾）。

（八）足少阴肾经（从足走胸）

《灵枢·经脉》：“肾足少阴之脉，起于小趾之下，斜走足心，出于然骨之下，循内踝之后，别入跟中，以上端内，出腘内廉，上股内后廉，贯脊，属肾，络膀胱；其直者，从肾上贯肝、膈，入肺中，循喉咙，挟舌本；其支者，从肺出，络心，注胸中。"

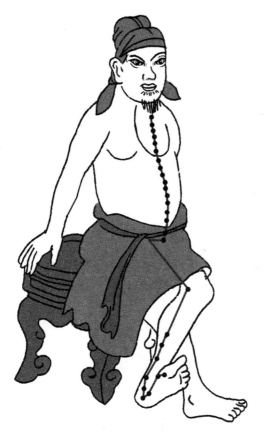

图 39　足少阴肾经循行路线图

【语译】《灵枢·经脉》认为，足少阴肾经的循行部位起于足小趾下面，斜行于足心（涌泉）出行于舟状骨粗隆之下，沿内踝后缘分出，进入足跟，向上沿小腿内侧后缘，至腘内侧，上股内侧后缘入脊内（长强），穿过脊柱，属肾，络膀胱。本经直行者于腹腔内，从肾上行，穿过肝和膈肌，进入肺，沿喉咙，到舌根两旁。一分支从肺中分出，络心，注于胸中，交于手厥阴心包经。

起止穴：（酉）足少阴肾经，起涌泉（足心），上俞府（胸前）。

（九）手厥阴心包经（从胸走手）

《灵枢·经脉》："心主手厥阴心包络之脉，起于胸中，出属心包络，下膈，历络三焦；其支者，循胸出胁，下腋三寸，上抵腋下，循臑内，行太阴、少阴之间，入肘中，下循（'循'字据《甲乙经》卷二及《素问·脏气法时论》王注补）臂，行两筋之间，入掌中，循中指，出其端；其支者，别掌中，循小指、次指出其端。"

【语译】《灵枢·经脉》认为，手厥阴心包经自胸中起始，出来属于心包络，向下贯穿膈肌，联络上、中、下三焦。它的分支，从胸中出走胁部，在腋下3寸的部位（天池）又向上行至腋窝下面。沿上臂前边，行走在手太阴肺经和手少阴心经之间，进入肘中（曲泽），下行前臂两筋（桡侧腕屈肌腱与掌长肌腱）的中间，进入掌中，沿中指出其末端（中冲）。它的另一条支脉，从掌中分出，出无名指尺侧端（关冲）。

起止穴：（戌）手厥阴心包经，出天池（乳后），注中冲（手中指）。

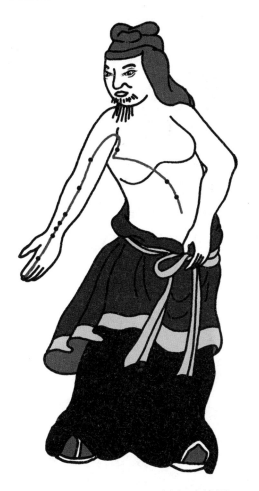

图40　手厥阴心包经循行路线图

（十）手少阳三焦经（从手走头）

《灵枢·经脉》："三焦手少阳之脉，起于小指、次指之端，上出两指之间，循手表腕，出臂外两骨之间，上

贯肘，循臑外上肩，而交出足少阳之后，入缺盆，布膻
中，散络心包，下膈，遍属三焦；其支者，从膻中上出

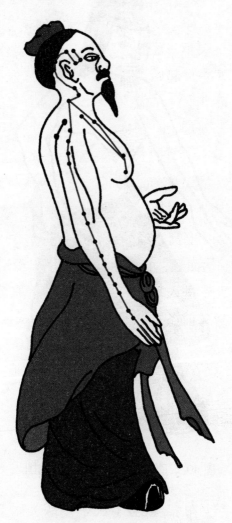

图41　手少阳三焦经循行路线图

缺盆，上项，系耳后，直上出耳上角，以屈下颊至䪼；其支者，从耳后入耳中，出走耳前，过客主人前，交颊，至目锐眦。"

【语译】《灵枢·经脉》认为，手少阳三焦经自无名指尺侧端（关冲）起始，上出于四、五两指之间，沿手背行至腕部（阳池），向上行经尺、桡两骨之间，通过肘尖部，沿着上臂后边，到肩部，在大椎处与督脉相会，从足少阳胆经后面，前行进入缺盆（锁骨上窝），分布在膻中（两乳之间），脉气散布联络心包，向下贯穿膈肌，统属于上、中、下三焦。它的分支，从膻中部位分出，向上浅出于锁骨上窝，经颈至耳后，上行出耳上角，然后屈曲向下到达面颊，直至眼眶下部。它的另一条支脉，从耳后（翳风）进入耳中，出行至耳前，经过客主人前边，在面颊部与前条支脉相交，到达外眼角（丝竹空、瞳子髎）。

起止穴：（亥）手少阳三焦经，起关冲（无名指），上丝竹空（眉尾）。

（十一）足少阳胆经（从头走足）

《灵枢·经脉》："胆足少阳之脉，起于目锐眦，上抵头角，下耳后，循颈，行手少阳之前，至肩上，却交出手少阳之后，入缺盆；其支者，从耳后入耳中，出走耳前，至目锐眦后；其支者，别锐眦，下大迎，合于手少阳，抵于䪼，下加颊车，下颈，合缺盆，以下胸中，贯

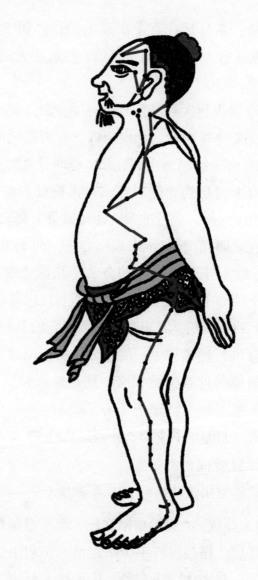

图 42　足少阳胆经循行路线图

膈，络肝，属胆，循胁里，出气街，绕毛际，横入髀厌中；其直者，从缺盆下腋，循胸，过季胁，下合髀厌中，以下循髀阳，出膝外廉，下外辅骨之前，直下抵绝骨之端，下出外踝之前，循足跗上，入小趾、次趾之间；其支者，别跗上，入大趾之间，循大趾歧骨内，出其端，还贯爪甲，出三毛。"

【语译】《灵枢·经脉》认为，足少阳胆经由外眼角起，上行至额角，下耳后，沿颈旁行于手少阳三焦经之前，至肩上交出手少阳三焦经后，入缺盆。由耳后分出一支脉，入耳中，走耳前，至外眼角后。由外眼角分出又一支脉，下行大迎，会合手少阳三焦经至眼下，下行过颊车至颈部，会合于缺盆，由此下行胸中，过膈肌，络于肝，属于胆，沿胁里出气街（腹股内动脉处），绕阴部毛际横向进入髋关节。本经主干（直行脉）由缺盆下行腋下，沿胸侧过季胁，向下会合于髋关节部，向下沿大腿外侧出膝腓侧下行腓骨头前，直下至腓骨下端，下出外踝之前，沿足背入第 4 足趾外侧。由足背分出一支脉入足大趾趾缝间，沿第 1 跖骨与第 2 跖骨间出趾端，回转来通过爪甲出趾背毫毛部接足厥阴肝经。

起止穴：（子）足少阳胆经，起瞳子髎（目锐眦），下窍阴（足第 4 趾）。

（十二）足厥阴肝经（从足走胸）

《灵枢·经脉》："肝足厥阴之脉，起于大趾丛毛之际，上循足跗上廉，去内踝一寸，上踝八寸，交出太阴

之后，上腘内廉，循股阴，入毛中，过阴器，抵小腹，

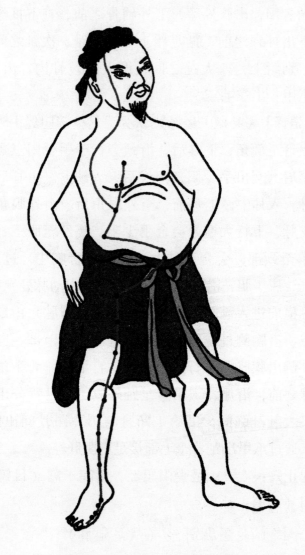

192

图43　足厥阴肝经循行路线图

挟胃，属肝，络胆，上贯膈，布胁肋，循喉咙之后，上入颃颡，连目系，上出额，与督脉会于巅；其支者，从目系下颊里，环唇内；其支者，复从肝别贯膈，上注肺。"

【语译】《灵枢·经脉》认为，足厥阴肝经起于足大趾爪甲后丛毛处，沿足背向上至内踝前1寸处（中封），向上沿胫骨内缘，在内踝上8寸处交出足太阴脾经之后，上行过膝内侧，沿大腿内侧中线进入阴毛中，绕阴器，至小腹，挟胃两旁，属肝，络胆，向上穿过膈肌，分布于胁肋部，沿喉咙的后边，向上进入鼻咽部，上行连接目系出于额，上行与督脉会于头顶部。一分支从目系分出，下行于颊里，环绕在口唇的里边。又一分支从肝分出，穿过膈肌，向上注入肺，交于手太阴肺经。

起止穴：（丑）足厥阴肝经，起大敦（足大趾），上期门（乳下）。

（十三）督脉（从下走上）

《素问·骨空论》："督脉者，起于少腹，以下骨中央，女子入系廷孔。其孔，溺孔之端也。其络循阴器，合篡间，绕篡后。别绕臀，至少阴与巨阳中络者。合少阴上股内后廉，贯脊属肾。与太阳起于目内眦，上额交巅上，入络脑。还出别下项，循肩髆内，挟脊抵腰中，入循膂，络肾。其男子循茎下至篡，与女子等。其少腹直上者，贯脐中央，上贯心，入喉，上颐，环唇，上系两目之下中央。"

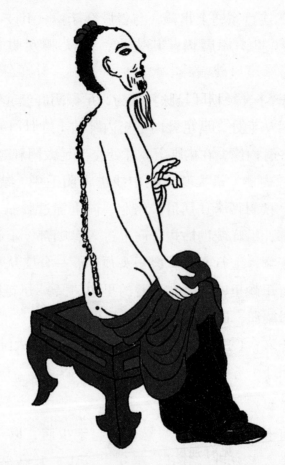

图44　督脉循行路线图

　　《难经·二十八难》："督脉者，起于下极之俞，并于脊里，上至风府，入属于脑。"

　　《灵枢·经脉》："督脉之别，名曰长强，挟膂上项，散头上，下当肩胛左右，别走太阳，入贯膂。实则脊强，虚则头重，高摇之。"

【语译】《素问·骨空论》认为，督脉的循行，起始于小腹部，当骨盆的中央。在女子，入内联系阴部的廷孔，即当尿道口外端。由此分出一络脉，分布外阴部，会合于会阴，绕向肛门之后。它的分支别行绕臀部到足少阴，与足太阳经的分支相合。足少阴经从股内后缘上行，贯通脊柱而连属肾脏。督脉起于目内眦，上行至额，又与足太阳经交会于巅顶，入络于脑。一分支出下项，循行肩胛内侧，挟脊柱抵达腰中，入循脊里络于肾脏。在男子，则循阴茎，下至会阴部，与女子相同。督脉另一分支从小腹直上，穿过肚脐中央，向上通过心脏，入于喉咙，上至下颌部环绕唇口，向上联络两目之下的中央。

《难经·二十八难》认为，督脉起始于躯干最下部的长强，沿着脊柱里面，上行到风府，进入脑部。

《灵枢·经脉》认为，督脉别络，名长强，挟脊旁上项，散布头上；下当肩胛左右，分别走向足太阳经，深入贯膂。实证，见脊强反折；虚证，见头重、震掉。

起止穴：督脉起于长强，止于龈交。

（十四）任脉（从下走上）

《素问·骨空论》："任脉者，起于中极之下，以上毛际，循腹里，上关元，至咽喉，上颐循面入目。"

《灵枢·五音五味》："冲脉、任脉皆起于胞中。上循

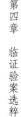

背里，为经脉之海；其浮而外者，循腹上行，会于咽喉，别而络唇口。"

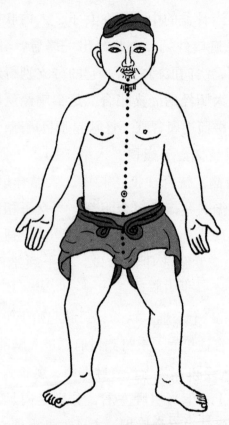

图45　任脉循行路线图

《难经·二十八难》："任脉者，起于中极之下，以上毛际，循腹里，上关元、至咽喉。"

《灵枢·经脉》："任脉之别，名曰尾翳，下鸠尾，散于腹。实则腹皮痛，虚则痒瘙。"

【语译】

《素问·骨空论》认为，任脉起始于中极下的会阴部，向上到阴毛处，沿腹里，上出关元，向上到咽喉部，再上行到下颌、口旁，沿面部进入目下。

《灵枢·五音五味》认为，冲脉和任脉都起于胞中。任脉的一支循背脊里面上行，为经络气血之海；任脉浮行在外的，沿腹上行，会于咽喉。另行的一支到达唇口周围。

《难经·二十八难》认为，任脉起于中极穴的下面，向上经过阴毛处，沿着腹壁深处再上行经过关元穴，到达咽喉部。

《灵枢·经脉》认为，任脉别络，名尾翳（鸠尾），从鸠尾向下，散布于腹部。实证，见腹皮痛；虚证，见瘙痒。

起止穴：任脉起于会阴，止于承浆。

二、简述针灸发展史及针灸名家、名著

针灸，是针法与灸法的合称。针法是把毫针刺入患者的穴位或某些特殊部位，用捻、提等手法来治疗疾病的方法；灸法是把燃烧着的艾绒熏灼患者的穴位或某些特殊部位，利用热的刺激来治疗疾病的方法。针法与灸法本是两种不同的治疗方法，但由于它们在发展过程中，逐渐地一致，即两者都是按照中医的经络学说选取穴位进行治疗的，而且针法与灸法治疗常相互配合应用，所

以长久以来，针与灸总是相提并论。

（一）针法的发展历史

针法，即针刺疗法。针法不是人们凭空想象出来的，而是劳动人民在漫长的生产实践中，在与大自然和疾病作斗争的过程中，不断积累经验并总结出来的。针法经历了一个由偶然到必然，由被动到主动，由不自觉到自觉，由无意识到有意识的发展过程。

考古研究发现，针法应当起源于距今1万年至5 000年的新石器时代，其端倪甚至可推溯到10万年前的旧石器时代。那时候，人们在使用石器过程中常常被飞起的碎石片击中身体表面的某个部位，或者在采摘野果和围猎野兽过程中不小心被荆棘或树枝刺伤身体表面的某个部位，人们意外地发现，原来身体的某些病痛减轻或消失了。这些现象不是经常的，但在漫长的历史长河中却并不少见。时间长了人们就会有意识地利用尖锐的小石片或荆棘来刺激某些部位，以达到减轻疼痛的目的。

用以治病的小石片、石针，古人称为砭石。《山海经》中云："高氏之山，有石如玉，可以为针，光芒四耀，能治百病。"《素问·异法方宜》云："东方之域……其病皆为痈疡，其治宜砭石。"可见，砭石治病即是针刺治病的萌芽阶段。

随着人类社会的不断发展，针刺工具也在不断更新改进。继石针之后，出现了骨针、竹针、陶针。到了夏商青铜器时代至春秋铁器时代，由于冶炼技术的发明，针具更新为铜针、铁针，而针法也逐渐成熟，并形成系统理论，出现了《灵枢》之类的著作。随着社会的发展、技术的进步，在铜针、铁针之后，又有了金针、银针等。

1963 年，我国考古工作者在内蒙古多伦多旗出土了长约 1 寸半，一端扁平（可以切开疡肿），一端呈锥形（可以用来针刺）的针具。1972 年，河南新郑出土了春秋战国的石针，一端可按摩，一端为三棱针（可刺血）。1978 年，内蒙古出土了 1 枚战国至西汉时期的铜针。1968 年，河北满城县西汉墓中出土了 4 根金针、5 根银针。时至今日，针具已经衍化成各种金属或合金的毫针、三棱针、梅花针等。

（二）灸法的发展历史

灸法的起源比针法的起源更早，可以追溯到人类对火的发现和运用时期。我国 300 万年到 250 万年前的元谋猿人已经知道了用火，以后 50 万年前的北京猿人已经掌握了火的性能，并能长期保存火种。最初保存森林雷电导致的林火，留下了天然火种，后来又发明钻木取火和打火石取火。《韩非子·五蠹》云："上古之世……民食蓏蚌蛤，臊腥恶臭，而伤脾胃，民多疾病。有圣人作，钻燧取火，以化腥臊，而民悦之，使王天下，号之曰燧人氏。"《素问·异法方宜论》云："北方者，天地所闭藏之域也。其地高陵居，风寒冰冽，其民乐野处而乳食，脏寒生满病，其治宜灸焫。故灸焫者，亦从北方来。"唐·王冰注云："火艾烧灼，谓之灸焫。"

"灸"字，由"久""火"二字合成，其含义即指长久时间以火治病。起初，人们用松、柏、竹、桃、榆、枳、桑、枣"八木之火"施灸（见于《黄帝针灸虾蟆经》），但这种方法副作用较大（久则伤血脉、肌肉、骨髓），不宜长时间使用。直到人们发现了艾叶这种理想的灸料后，才摒弃过去的灸料。

（三）针灸理论的形成

1. 《黄帝内经》。《黄帝内经》是现存最早的中医经典著作。该书大约形成于公元前3世纪~公元前2世纪。

《黄帝内经》的出现标志着医学发展的新阶段。《黄帝内经》已形成中医理论体系并为临床各科（包括针灸学在内）奠定了理论基础。

《黄帝内经》包括《素问》《灵枢》两部分。共18卷，162篇。《素问》81篇，涉及针灸方面的内容有59篇；《灵枢》81篇，涉及针灸方面的内容有55篇。《灵枢》后世称之为针经。

《黄帝内经》包括有阴阳五行、脏象、诊法、治则、经脉、腧穴、刺法、针灸治疗等丰富内容，使针灸理论渐成体系。

《黄帝内经》在针灸方面的贡献主要有：

（1）经脉方面。《黄帝内经》发现人体内存在着一种"内联脏腑、外络肢节"的运行气血的通路，这就是经络。《黄帝内经》已有十二经脉、络脉、经别、经筋、皮部、四海、气街、根结、标本等，各有专篇论述，奇经八脉也有论及。

（2）腧穴方面。腧穴的数量虽与现行腧穴数相近，但腧穴名与现行腧穴名有一定差距，符合现行腧穴名者约160穴，其余多指部位。本书确定了五输穴、原穴、络穴、腧穴、下合穴等特定穴及配伍方法，为今天的腧穴学的形成，奠定了坚实的基础。

（3）针灸理论及手法。《黄帝内经》已有包括疾徐、迎随、呼吸、开合、提插、捻转等补泻针法原则。在刺法方面已有"九刺""十二刺""五刺"等26种针法，包括取穴法、进针法、出针法、补泻法等内容。

（4）针灸治疗和取穴。《黄帝内经》通过骨度分寸法定位取穴，并记述了经络分布、取穴部位和取法、主治、刺灸方法的内容，强调了治神、候气、守气等这些在针刺时至关重要的问题。《黄帝内经》记载病症180余种，用药只有13方，诸多病症以针灸治疗为主。

（5）针具。创制九针。《黄帝内经·刺灸法》记录了九针的长短、大小、形态、形状、作用及禁忌事项等。

（6）天人相应学说。在针灸治疗上应用天人相应的思想，阐明气血运行、经脉流注经穴的整体观。

2. **《难经》**。《难经》的出现，充实和补充了《黄帝内经》的针灸内容。

《难经》是战国以后到秦汉时期的著作。全书主要以问答方式阐释《黄帝内经》之疑难，内容包括脉学、脏腑、经络、腧穴、疾病、针法等，其中二十三难至二十九难专论经络；六十二难至六十八难专论腧穴，六十九难至八十一难专论针法。

《难经》对针灸学的贡献有以下几方面：

（1）经络理论方面。《难经》对经络的组成、经脉的长度、十二经气血流注、经络的生理作用、经脉与脏腑的关系等均有新的阐述和充实。

关于奇经八脉《黄帝内经》只有些零散的记载，未能冠以"奇经八脉"这个名称。《难经·二十难》则明确指出了人体在十二正经之外，还另有8条奇经，无论在经脉循行方面，还是在生理功能、病理变化方面，均有异于十二正经。

（2）腧穴方面。《难经》最突出的贡献是对五输穴和八会穴的论述。《难经》用1/10的篇幅论述了五输穴的名称、五行属性、功能和临床运用等。《难经》对五输穴和八会穴的理论阐述是《黄帝内经》没有的，是腧穴发展史上的一大进步。

（3）刺法方面。《难经》强调了进针前押手的作用，发明了所针之处，循、扪、爪、切等辅助手法。《难经·六十九难》结合五行生克的规律提出了"虚则补其母，实则泻其子"的针刺补泻原则，进一步完善了《黄帝内经》针灸理论的不足。

3.《足臂十一脉灸经》和《阴阳十一脉灸经》。1973 年，我国长沙马王堆三号汉墓中出土了一部分帛书。据考古分析，这些帛书是我国战国时期的写本，其中有两卷各记载有"十一脉"的循行、主病和灸法，与《黄帝内经》十二经脉大致相同，是早于《黄帝内经》的医学著作。因这些帛书无篇名，目前暂定名《足臂十一脉灸经》和《阴阳十一脉灸经》，也有人定名为《帛书经》和《足臂经》。其中出土的医学帛书中还涉及用灸法和砭石治病的脉法等。这些帛书的成书年代要比《黄帝内经》中早得多，内容比较简略，是《黄帝内经》中针灸及经络理论的前身。

（四）春秋战国时期至汉代针灸临床实践战果辉煌

春秋战国时期至汉代，人们十分注重针灸的临床实践与学术的交流，同时针灸学作为一种文化已开始向偏远地区及海外传播。

公元前 138 年，汉武帝刘彻为了开拓疆域，特命张骞出使西域，针灸学作为一项文化开始向西域传播。

东汉的班超又再度出使西域，广泛开辟了东西交流通道，形成举世闻名的"丝绸之路"，开始了中外经济、文化、医学的交流。

春秋战国时期至汉代，涌现出了许多著名的医家，这些医家重视针灸实践，对针灸学的发展起到了极大的推动作用。

1. **扁鹊**。扁鹊原指远古时代能为人治病，给人们带来喜悦的神鸟，后来人们就习惯称那些技术高明的医生为扁鹊。这里说的扁鹊是指春秋战国时期著名的民间医生秦越人。

扁鹊（约公元前 407～约前 310），姬姓，秦氏，名缓，字越人，又号卢医。春秋战国时期渤海郡郑（今河北省任丘市）人。扁鹊小时候学医于长桑君，尽得长桑君之真传。扁鹊擅长各科，在赵为妇科，在周为五官科，在秦为儿科，名闻天下。扁鹊对针灸学的贡献较大，是我国针灸史上，第一位被史书记载运用针灸治病的临床医生。据《史记·扁鹊仓公列传》记载，他用针灸知识治疗"虢国"太子"尸厥"，太子很快就苏醒过来，故此名扬天下。至今在河北、山西等地，还存有扁鹊故居、扁鹊庙等历史遗迹。他的弟子有子阳、子豹、子同、子游、子仪、子越、子宫、子术等多人，都得到其真传，精通医术，服务于民间。

《汉书·艺文志》载扁鹊著有《扁鹊内经》《扁鹊外经》，均佚。现存《难经》系后人托名扁鹊之作。

2. **淳于意**。淳于意（约公元前 215～约前 140），姓淳于，名意，西汉临淄（今山东省淄博市临淄区）人。淳于意曾任齐太仓令，精医道，辨证审脉，治病多验。曾从公孙光学医，并从公乘阳庆学黄帝、扁鹊脉书。后因故获罪当刑，其女缇萦上书文帝，愿以身代，得免。《史记》记载了淳于意治疗的 25 个病案，古代称"诊籍"，是我国现存最早的病史记录。淳于意在治疗上擅长针药并用。在淳于意所述的病案中，除了单纯用药物治疗的病案外，既有单纯用针灸治疗的病案，如"刺足心各三所，按之无出血"，也有针药并用及针灸与外治法合用的治疗案例。这些疗法对后世都有一定的借鉴作用。司马迁在《史记》中，把他与扁鹊合并立传，即《扁鹊仓公列传》。淳于意不但是一位著名的医学家，而且是一位热心的教育家。他广收弟子，精心传授。据《史记·扁鹊仓公列传》记载，淳于意的弟子有宋邑、冯信、唐安、高期、王禹、杜信等人，是秦汉时期文献记载中带徒最多的一位医家，为医学的广泛传播与发展做出了重要的贡献。

3. **涪翁**。涪翁的真实姓名及生卒年均不详。据《后汉书·郭玉传》载："初有老父，不知何出，常渔钓于涪水（即涪江，在今四川省境内），号涪翁。"涪翁治病不论贵贱，皆全力救治，不图报酬。涪翁是一位精于针法的医家。他把针法传给弟子程高，程高又传于郭玉，后来郭玉成为东汉时期的一代名医。涪翁所著《针经》《诊脉法》等，均失传。

4. **华佗**。华佗（约145～208），字元化，又名旉，沛国谯县（今安徽省亳州市）人。华佗是东汉末年杰出的医学家，他与董奉、张仲景并称为"建安三神医"。华佗在养生、方药、针灸和手术等方面都有着较高的造诣，他精通内、外、妇、儿各科，临证施治，诊断精确，方法简捷，疗效神速。华佗施针用穴简而有效。曹操患头风，屡治不效。华佗予以针治，疼痛立止。曹操便要强留华佗做侍医，华佗坚决予以拒绝，终为曹操所杀害。华佗一生有弟子多人，其中彭城的樊阿、广陵的吴普和西安的李当之，皆闻名于世。吴普著有《吴普本草》，李当之著有《李当之药录》，樊阿喜针灸，这三个弟子后来均成为有名望的医家。华佗著有《青囊经》《枕中灸刺经》等多部著作，可惜已失传。至于现存的《中藏经》，是后人托名之著。

5. **张仲景**。张仲景（约150～219），名机，字仲景，东汉南阳涅阳县（今河南省邓州市）人。他是东汉末年杰出的医学家，被后人尊称为医圣。东汉末年，社会动乱，战火频繁，封建世家和豪霸列强纷纷割据，互相吞并，使田地荒芜，疫病蔓延，人口大量死亡，张仲景家族也死亡大半，激发了张仲景学医的决心。他一方面勤求古训，刻苦学习《黄帝内经》《难经》二经，认真总结前人的医学理论；一方面博采众方，广泛收集当代医学家的医疗经验，同时结合自己的临床实践，撰写了我国第一部集辨证论治、理法方药、针灸方法为一体的医学专著——《伤寒论》，首创了伤寒六经辨证原则，奠定了中医辨证论治和理、法、方、药理论体系的基础，对后世临床医学的发展贡献极大。在《伤寒论》中，列举了大量的针灸条文，这些条文不仅条理清楚、内容精湛，而且言简意赅，发人深省。

张仲景运用针灸治病，一般分为针刺、温针、烧针（火针）、艾灸、热熨和熏法数种。对阳证、热证、实证多用针刺而少用灸法，反之，对于阴证、寒证、虚证则多用灸法，少用针法。《伤寒论》119 条："微数之脉，慎不可灸，因火为邪则为烦逆，追虚逐实，血散脉中，火气虽微，内攻有力，焦骨伤筋，血难复也。"主张灸法只用于阳虚阴盛的阴寒之证，而忌用于实热或阴虚火旺之证，否则，就容易出现火逆伤阴（包括灼津、耗血、咽燥、吐血、焦骨伤筋）的不良后果。所以《伤寒论》中关于灸法误治而成"火逆"坏病的记载竟达 18 条之多，实为张氏经验之谈，也是后世灸法禁忌之准绳。他主张针药并用治病疗疾，以药治其内，针治其外，比起《黄帝内经》的单一疗法，有很大进步。

（五）晋代针灸理论体系趋于完善

晋代，我国第一部针灸学专著问世，标志着针灸理论体系趋于完善。

1. **皇甫谧**。皇甫谧（215～282），幼名静，字士安，自号玄晏先生，安定郡朝那县（今甘肃省灵台县）人，后徙居新安（今河南新安县）。他少年时贪玩恶学，不思进取，至青年时方幡然醒悟，勤奋读书。皇甫谧出身于名门望族，家庭十分富有，但他却淡于功名利禄，意欲务农，以自食其力。耕作之余，刻苦读书，并著书立说，加之通读诸子百家，被人称为"书淫"。256 年，皇甫谧正当不惑之年，不幸患了风湿痹痛，一度瘫痪在床，两耳也失听了。面对这种意外的打击，他并不悲观失望，而是振奋精神，努力自学医学知识，通过边学边实践，自我治疗，不但治好了自己的病，而且还萌发了编写针灸专书的念头。他认为针灸治疗是中医学的重要组成部分，但当时流传的一些针灸方面的书籍，有的文辞深奥，浮辞颇多，难于理解；有的零散杂乱，重复烦琐，不便学习。于是他精心选材，删繁就简，分类编辑，加工整理，并结合自己的心得体会，终于在 260 年完成了《针灸甲乙经》的编著工作。皇甫谧在针灸发展历史上，占有很高的学术地位，被誉为"针灸鼻祖"。

《针灸甲乙经》全称《黄帝针灸甲乙经》，又称《黄帝三部针经》。因为该书是按天干列目，以甲乙为序依次排列的，故以"甲乙"命名。全书共 12 卷 128 篇，其中大部分阐明经络理论，确立腧穴名称，审定腧穴部位，论述针灸方法，提出针灸禁忌，记述了人体解剖、生理、病理和疾病的治疗等，是对晋代以前针灸理论和临床经验的总结。

《针灸甲乙经》的突出成就是，在《黄帝内经》的基础上，增加了腧穴 189 个（单穴 49 个，双穴 300 个，共 349 个穴位）。《针灸甲乙经》的腧穴排列次序是，四肢腧穴按经络分布排列，其余的则按头面、颈、肩、胸腹、腰背排列。该书制定了取穴方法，结束了晋代以前定位不准确的局面，并提出了八脉交会穴的理论，增加了"手少阴心经""五输穴"，整理、肯定了刺灸方法、禁忌事项，成为后世准则。

2. **葛洪**。葛洪（284～364），字雅川，自号抱朴子，人称葛仙翁，丹阳郡句容县（今江苏省句容县）人。《晋书·葛洪传》云："洪少好学，家贫，躬自伐薪，以贸纸笔，夜辄写书诵习，遂以儒家知名。"他博览群书，攻研《黄帝内经》《难经》等书，且好神仙之术，尤喜炼丹，曾一度在东晋王朝为官，晚年隐居于广东罗浮山。他著成《玉函方》一百卷，后经陶弘景、杨用道增补成为现代流传的《附广肘后备急方》，书中收集了民间实用单方、验方及灸法等内容，是古代艾灸疗法较多、较早的医学文献之一。

（六）隋唐时期针灸专科及针灸教育大力发展

隋唐时期是我国历史上科学鼎盛时期，医学也很发达，在医疗体制方面有了根本变化。据《旧唐书·职官志》记载，当时的官方医院"太医署"里，开始设立针灸科，并开办了医学校，由太医署负责管理。太医署下设针师部、按摩师部（相当于现在的系），并且有了针博士、针助教、针师、针工、针生，以及按摩博士、按摩师等职称。针博士担任教学工作，向针生传授经脉、孔穴和针灸的方法，以《针经》《素问》《针灸甲乙经》为基本教材。这是世界最早的医务行政和医学教育机构。

绘制彩色经络图也始于隋唐时期。先是甄权著《明堂人形图》，后来，孙思邈在此基础上按正面、侧面、背后绘制了3幅彩色图，谓之《明堂三人图》，其中十二经脉用青、赤、黄、白、黑五色标示。

到了唐代，日本就开始了派留学生来我国学习针灸技术。701年，日本仿照我国唐朝的医疗教育体制，制定了医药律令《太宝律令》，医院也分设针灸科、按摩科。由于日本政府的高度重视，颁布法令条例，鼓励针灸学的传播和发展，从此代代相传不绝。针灸学一度成为日本的主要医疗方法。许多在中国已经亡佚的针灸医书在日本却有保存，《十四经发挥》就是其中1例。984年，日本针灸博士丹波康赖编著了日本第1部医学专著《医学方》，共30卷，诸多内容均是我国宋代以前医学精华，其中第2卷专论针灸。

我国与朝鲜（高丽）的医学交流也历史悠久。早在541年，中国政府应朝鲜政府的邀请，就派人前往朝鲜传授中医针灸。693年，高丽新罗王朝也仿照我国唐朝的医疗教育体制，在医院设立了针灸专科，也有针灸博士等相应职称。《黄帝内经》《难经》《针灸甲乙经》等也被列为学习针灸的基本教材。

1. **孙思邈**。孙思邈（541～682），京兆府华原县（今陕西省耀县）人，是我国唐代著名的医学家。孙氏幼小好学，7岁时"口诵千言"，18岁时博览群书，"通百家学，善言老子、庄周"，兼好释典，通晓阴阳，常论医药。孙思邈的《备急千金要方》《千金翼方》为主流的医学专著，推动了中医学（包括针灸学在内）的进一步发展。他在书中收集了针灸处方400余个，涉及疾病100余种；绘制了彩色经络图；首创了"手指同身寸"和"一夫法"取穴法；第 1 次提出了"阿是穴"的名称；收集整理了大量的经外奇穴，对后世针灸腧穴的发展做出了较大的贡献。孙思邈主张"热病可灸"，并制定了"先阳后阴""先上后下"的施灸次序。他注重医德修养，强调针药综合治疗的突出观点，给后世的全科医学奠定了基础。

2. **王焘**。王焘（670～755），陕西省眉县人。他一生工作在弘文馆（相当于国家图书馆），所以有机会接触丰富的图书数据。因其自幼体弱多病，母亲也经常患病，特别爱翻阅医学书籍，尽得书中要领。752 年，在他 81 岁高龄之际，完成了《外台秘要》一书的编辑工作。《外台秘要》集唐以前医学方书之大成，是一本资料汇编性质和医学巨著。书中引用的大量文献资料一一注明出处，保存了一些已亡佚的医学史料。但由于王焘并非医家，所以对收集的大量数据还缺乏一定的选择和鉴别能力。他认为灸法比针法更安全可靠，并提出华佗未能根治曹操的头痛病（头风）原因就是没有用灸法治疗。所以《外台秘要》便舍弃针法而专论灸法，书中收集了唐代以前许多针灸名家的灸法经验，对后世灸法研究提供了大量的宝贵资料。但是由于他的临床经验有限，所以对临床"针"和"灸"有着片面认识。他片面地认为，针刺不如艾灸安全，应当摒弃，灸疗能治疗一切疾病。

（七）宋代针灸学全面发展

宋代全盛时期，针灸事业发展很快，针灸学被列为医学教育的重要科目。由于造纸技术的发明，印刷技术的进展很快，医学著作也较多，其中，针灸著作除了王惟一的《铜人腧穴针灸图经》之外，还有王执中的《针灸资生经》、窦才的《扁鹊心书》、闻人耆年的《备急灸法》和马丹阳的《天星十二穴治杂病歌》等。

1. **王惟一**。王惟一（987～1067），又名王惟德，为北宋太医院翰林医官，曾任尚药御奉。1026年，王惟一向宋仁宗（赵祯）建议铸造针灸铜人，使经络、腧穴更加生动逼真地展现于人体。宋仁宗采纳了这个建议，诏令他负责此项工作。次年，王惟一便和其他工匠们完成了两具铜人的铸造工作，一具置于太医院供医疗教学之用，一具置于大相国寺供游人观赏。所铸铜人工艺精巧，造型逼真，头身可以拆开，全身11件古铜质模型连缀而成，以金属丝扎紧相连。体内有木制的内脏，四肢有木制的骨骼。所有腧穴全部以金字标出穴名。铜人的铸造成功，是王惟一对针灸学的重大贡献，不但开创了针灸模型的先例，而且方便了医学的教学，并能准确测试学生针刺技术的优劣。测试前，先以黄蜡封闭体表腧穴标记，将水或水银注入铜人穴位空腔，如能准确刺入指定穴位，退针时水或水银便随针流出。稍有偏差，则针不能刺入，水或水银也不会流出。这是一个锻炼学生过硬本领的绝妙办法！宋代铜人后来因战乱遗失，实为历史的遗憾！

铜人铸成之后，王惟一又编著了《铜人腧穴针灸图经》，共3卷，载穴354个，在《针灸甲乙经》349个腧穴的基础上又增添了青灵、厥阴俞、灵台、膏肓俞、腰阳关5个腧穴，详细记述了每个腧穴的定位、主治、刺灸法等项内容。该书体例严谨，次序井然，以十四经为纲，354个穴为目，并绘图表示，一目了然。这是继皇甫谧《针灸甲乙经》之后，对针灸学的又一次大的总结，对宋朝以前针灸各家腧穴的分歧有着统一的作用，是我国古典针灸医籍中的重要著作。

2. **王执中**。王执中（1140～1207），字叔权，浙江省瑞安市人。《针灸资生经》是王执中编撰的一部针灸名著。全书共分7卷，第1卷论腧穴，其体例与《针灸甲乙经》基本相同；第2卷阐述针灸方法、骨度；第3至第7卷分述治疗，罗列内、外、妇、儿、五官等科病症193种。全书结合古人效验方及自己临床心得著成，颇受学者重视，临床价值极高。他主张针、灸、药全面发展。在取穴方面，注重压痛点进针，收到良好效果。他反对因循守旧，具有一定的革新思想，并利用自己的实践，纠正了一些原来被列为"禁针""禁灸"的腧穴。他反对针刺选吉日的观点，认为治病主要根据病人的实际证候特点决定选穴处方，而不应该机械地死守什么"黄道吉日"，否则就会耽误病情。

3. **窦材**。窦材（1076～1146），真定（今河北省正定县）人。所著《扁鹊心书》实为托名之作，成书于1146年，共3卷。上卷论经络、针灸法；中卷论伤寒及杂病；下卷续载内科杂病及外科、儿科、妇科等病症；另有神方1卷列94方，其中有口服中药麻醉方，为临床医生所重视。在灸法方面注重任脉、足少阴肾经、足太阴脾经腧穴；强调灸法"少则十壮，多则百壮"，他认为要治大病，或根治疾病非大量施灸不可。

4. **闻人耆年**。闻人耆年，生卒年不详，浙江省嘉兴市人，南宋名医。他以医为业四五十年，偏爱灸法。他认为，灸法具有简、便、验、廉的优点，也能用于急症。晚年著有《备急灸法》一书，言简意赅，图文并茂，不但国内享有盛誉，而且还远传到海外。

5. **马丹阳**。马丹阳（1123～1183），又名马从义、马钰，字宜甫，号丹阳子，陕西省扶风县人。道士，全真道遇仙派的创立者。擅长针灸疗法。所著《马丹阳天星十二穴治杂病歌》为其临床经验的总结，简明扼要，通俗易懂，被后世广为传诵。他不仅重点列出十二腧穴的诸多主治，更重要的是能够启示后学者对全身重点腧穴的临床应用。这些腧穴应用具备取穴方便、主治广泛、疗效显著、刺灸安全等特点。

（八）金元时期针灸学发展再掀高潮

金元时期医学发展盛况空前，名医除金元四大家

（刘完素、张从正、李东垣、朱震亨）外，在针灸界也涌现出了何若愚、窦汉卿、王开父子、忽泰必烈、滑伯仁等针灸名家。

由于宋朝理学流派的影响，促进了金元医学界对医学理论研究的风气，在"天人合一，人应自然"的思想指导下，针灸学领域也萌发了按气血流注、时辰开阖取穴施针的治疗方法，即子午流注针法。何若愚就是最早的倡导者。他曾写了一篇《流注指微论》，后又取书中要义改写成《流注指微赋》载于他的《子午流注针经》一书中。此书是后世研究子午流注针法不可缺少的书目。

1. **何若愚**。何若愚，元代医家，履贯欠详。长于针灸，尝著《流注指微论》《流注指微赋》，未见行世。另有《子午流注针经》3 卷，现有刊本行世。明《永乐大典》中辑有《流注指微赋》之内容。

2. **窦杰**。窦杰（1196～1280），字汉卿，后更名窦默，河北省邯郸地区肥乡县人。早年师承王翁、李浩，后从谢宪子学习。曾针愈过昏迷数日的病人。应元世祖忽必烈的征召，任照文馆大学士、太师等职，故有"窦太师"之称，被封为魏国公，谥号文正。著有《针经指南》《标幽赋》《通玄指要赋》《铜人针经密语》《六十六穴流注秘诀》等。窦氏注重临床实践，并富于创造精神，不但奉行子午流注针法，而且还将子午流注与八脉交会穴结合，创立了灵龟八法。他所著的《标幽赋》，将针灸理论中较深奥、幽微的内容用歌赋的形式通俗浅显地列举出来，以便诵读和记忆。至今，该书仍是学习针灸的理想入门读物。

3. **忽泰必烈**。名公泰，字吉甫，蒙古族人，元朝翰林集贤直学士、中顺大夫。他精于针灸医术，尤其对王惟一的《铜人腧穴针灸图经》一书研究精深，曾著有《金兰循经取穴图解》一书。滑伯仁所著《十四经发挥》就是以此为蓝本写成的。

4. **滑寿**。滑寿（1304～1386），字伯仁，晚号樱宁生，祖籍襄城（今河南省襄城县），后迁仪真（今江苏仪征市），又迁余姚（今浙江省余姚市）。他对针灸有较深造诣。针对当时的针灸医生只注重腧穴而忽视经络的偏向，慨然疾呼"经络不明，则不知邪之所在"，并以《金兰循经取穴图解》一书为蓝本，于1341年写成了《十四经发挥》一书。他认为，任、督二脉对人体的生理、病理有着十分重要的意义，又有专用腧穴，理应与十二经脉相提并论，合称"十四经脉"。他参照《黄帝内经》《难经》《针灸甲乙经》等书，对奇经八脉的循行部位、生理功能、病理变化、治疗作用等都做了详细的描述。

《十四经发挥》的问世，是我国针灸经络学说不可磨灭的论著。此书在我国曾一度失传，却被日本医学界保存下来，被奉为"习医根本"。我国现存版本是承淡安早年从日本带回国内的校注本，上面还留存着日本针灸学家的学习批注。

216

金元时期，我国对海外文化交流日益频繁。据《大越史记》所载，中国元代针灸学者邹庚曾赴越南为诸王侯治病，并把我国针灸技术带到了越南。

（九）《针灸大成》的问世是明代针灸学发展新的里程碑

明代，针灸界涌现出大批针灸名家，以高武、杨继洲、徐凤、陈会、刘谨、陈言等为代表的针灸名家各抒己见，从不同的角度丰富和发展了针灸学理论。

在国外，朝鲜政府开始向我国派遣留学生学习中医及针灸技术，朝鲜留学生许俊学有所成，在我中医、针灸文献基础上编写了《东医宝鉴》，其中有1卷专论针灸。

明代，郑和下西洋，我国的航海事业有了较大的发展，中医和针灸学术也开始了与欧洲、非洲国家的交流。17世纪，荷兰人布绍夫首先在西方国家介绍我国的针灸医术，他的书稿1676年被译成英文在美国出版。1694年法国医生甘佛将针灸医术带回本国。随后，法国、美国、俄国、意大利、奥地利等国也陆续出版针灸书籍。1378年，日本学者竹田昌庆将我国针灸铜人、针灸工具和部分针灸医籍带回日本。之后，即使日本从西方引进了西方医学，也从未排斥过中医和针灸，而是积极运用现代医学知识对中医学、针灸学进行研究。

1. **高武**。高武，生卒年月不详，约生活于16世纪，号梅孤，鄞县（今浙江省宁波市）人。据《鄞县志》记载，高武"负奇好读书，凡天文律吕、兵法射骑，无不闲习"，"嘉靖中北上考武举，晚乃专精于医，治人无不立起，曾慨近时针灸多误，手铸铜人三，男、妇、童各一具，以试其穴，推之人身，所验不爽毫发"。他在治学上反对因循守旧、拘经泥古，具有创新精神。他在《黄帝内经》《难经》的基础上又旁研诸家，结合自己的心得，编著了《针灸聚英》（又名《针灸素难要旨》）一书，该书对后世影响较大。

2. **杨继洲**。杨继洲（约 1522～1620），字济时，明代三衢（今浙江省衢州市）人。自幼爱好针灸，中年曾任太医院医官，行医 50 年，以针灸为主，针药并用，治疗了很多疑难杂症。他所编著的《针灸大成》一书，总结了明以前针灸学的重要成果，是继《针灸甲乙经》以后，对针灸学的又一次重要总结。《针灸大成》的问世，标志着我国古代针灸学已经发展到了相当成熟的地步，后人在论述针灸学时，大多将《针灸大成》作为最重要的参考书，这与该书的学术成就、所处的历史地位，以及对针灸学发展所做出的巨大贡献是分不开的。该书自 1601 年问世以来，平均不到 10 年就出现一种版本，至今已有 50 种左右版本，其翻刻次数之多、流传之广、影响之大、声誉之著，都是医史罕见的。

3. **徐凤**。徐凤（生卒年月不详），字廷瑞，号泉石，江西省弋阳县人。他受金元时期窦汉卿的影响，极力奉行子午流注针法。他看到明代以前针灸界盛行灸法，而针法几乎荒废，为了纠正重灸轻针的偏向，就编著了

《针灸大全》（又名《针灸捷要》《徐氏针灸》）一书。该书共6卷，内容包括针灸歌赋、十二经脉、奇穴、要穴、针灸方法、证治、宜忌等。该书既取材于前人文献资料，又总结了个人的研究心得，论述广泛，简明扼要，是一部综合性针灸著作。他注重针灸操作手法，首创"烧山火""透天凉"等12种针刺手法，对后世影响较大，至今所用的"凉热补泻"手法，即是此法的延续。

4. **陈会**。陈会（生卒年月不详），字善同，号宏纲。履贯不详。席弘的第十一代弟子。曾著有《广爱书》10卷，记录了针灸临证经验，强调针灸手法。他发明的"迎随补泻"和"先泻后补"手法是根据气血走向而确定补泻的。

5. **刘谨**。刘谨（生卒年月不详），字永怀，号恒庵，江西省南昌市人。刘谨是陈会的学生，著有《神应经》一书。《神应经》主要介绍了针灸临床诊治的经验，比较切合临床实际。

6. **陈言**。陈言（生卒年月不详），字西溪，福建省建阳县（今建阳市）人。著有《杨敬斋针灸全书》（又名《常山敬斋杨先生针灸全书》）。该书图文并茂，可能是杨敬斋的手抄本，也可能由杨氏口授秘传，由陈言整理。

7. **汪机**。汪机（1463～1539），字省之，号石山，安徽省祁门县人。汪机师承其父。由于他勤奋好学，潜心钻研，深得医学要旨，精于外、内、小儿、针灸诸科。

著有《针灸问对》一书，该书以提问、答疑的方式论述针灸的基本理论，区别针药施治的异同，阐明误诊、误刺、误灸的危害。他注重临床实践，反对因循守旧，崇古不泥古，遵经而不拘经，反对在手法上巧立名目、故弄玄虚的不良作风。他在针刺学术上继承了朱丹溪的学术思想，并受到补阴派的学术影响。他认为，针灸能治有余之实证，难治不足之虚证；对于虚证，针灸治疗的效果远不及汤药。在艾灸禁忌方面遵从仲景之说，主张"热证禁灸"，认为热证用灸就像抱薪救火，犹如火上加油。

8. **吴昆**。吴昆（1552～1620?），字山甫，号鹤皋山人、参黄子，安徽省歙县人。他精于方药，善针术，著有《吴注黄帝内经素问》《脉语》《医方考》《药纂》《针方六集》等。《针方六集》是一部汇集前人针灸理论，又不乏个人临床经验的针灸专著，书中的《针药短长》《针药治目》《针药有序》《针药犹兵》《针药勿过》等篇章，对针灸和药物详加比较，独具特色，突出了针、药的共通性，创造了不少针、药治病的新方法，为研究针灸和方药在治疗上的关联性做出了贡献。

9. **李时珍**。李时珍（1581～1593），字东璧，晚年自号濒湖山人，湖北省蕲春县人。他出身名医世家，自幼好学。中年曾任太医院副主管，但他不慕权贵，鄙视利禄，一年之后，就辞官回到故里，为乡邻治病。他不信天命，敢于冲破封建礼教束缚，以毕生的精力从事医药事业。他常常深入民间，求教群众。他足迹踏遍大江南北，用了近 30 年的时间，写成了《本草纲目》这部药物学巨著，成为驰名中外的医药学家。在《本草纲目》中，他详细介绍了蕲艾作为最佳灸料的性能、特点和使用方法，并介绍了雷火神针、太乙神针的药物处方及制作方法。在针灸方面，著有《奇经八脉考》，对不大被人重视的奇经八脉作了多方考证，提出了以阴维脉、阳维脉为奇经八脉之纲领的独特见解，丰富了经络学说的理论，促进了针灸学的发展。

10. **张介宾**。张介宾（1563～1640），字会卿，号景岳，别号通一子，浙江省绍兴市人（祖籍四川省绵竹县）。他博学多才，治学严谨，用了 30 多年的时间研习《黄帝内经》之经验，综合百家学说，编著了《类经》一书，洋洋十万言，颇有创意。常常以《灵枢》之言启《素问》之微，以《素问》理发《灵枢》之秘。书中对针灸论述甚为详尽，第 3 卷至第 10 卷专论经络，第 5 卷《诸部经络发明》结合经络循行部位与体表各部，以及脏腑、组织、器官的联系分部叙述，独辟蹊径。他在分析《黄帝内经》原文和针灸医理方面独树一帜，对于疾病的针灸治疗，主张实证用针，虚证用灸，甚为后世推崇。

11. **李梴**。李梴（生卒年月不详），字建斋（一作楗斋），江西省南丰县人。针灸方面，他注重经络理论，指出"医者不知经络，犹人夜行无烛，从业者不可不熟"。李氏还注重五输穴和八脉交会穴的临床应用，提出"周身三百六十穴，统于手足六十六穴，而六十六穴又统于八穴"。他崇尚窦汉卿和徐凤的学术思想，奉行子午流注针法，著有《医学入门》一书。《医学入门》内载经络、腧穴、针灸方法，正文用歌赋体裁写作，以注释做补充说明，特别适合初学者阅读。

（十）清代针灸学的衰落

清代，由于西医学的传入，封建统治者崇洋媚外，中医学、针灸学受到了很大歧视，再加上1822年道光皇帝下诏，谓针灸"袒胸露怀，有失大雅"，太医院从此废止了针灸科。生存了几千年的针灸科，被逐出了官方医院，只能在民间流传，而西医学却得到了进一步传播。19世纪40年代，法国、英国、俄国一些医生开始用针灸治疗疾病，并出版了有关针灸学的书籍。法国在这方面处于领先地位。18世纪初，法国路易·白利屋兹就从事针灸疗法的学习和研究。后来，法国驻中国领事粟理·莫兰特为针灸学在法国的传播起到非常大的作用。可见，清朝政府以道光皇帝为代表的丧权辱国的政治统治，为西方国家的殖民侵略创造了机遇，大开绿灯，使中国的传统文化受到史无前例的创伤。

1. **李守光**。李守光（生卒年月、履贯不详），清代前中期的针灸学家。李守光的代表著作为《针灸易学》，成书于1798年。李守光认为，针灸之易，易在腧穴，显而易见；针灸之难，难在手法，因其深奥难求。李守光倡导，学针灸应先学手法，再学识证，最后学腧穴。根据这一指导思想，《针灸易学》上卷论针刺手法，中卷论识证，下卷论寻穴。浅而易学、显而易明是《针灸易学》的特点，对初学针灸者有较大帮助。

2. **李学川**。李学川（生卒年月、履贯不详），字三源，号邓尉山人，江苏省吴县（今苏州市吴中区）人。李学川擅长针灸，但是，清初至民国，针灸学逐渐衰退，认为"今医独视方药，视针灸为小技而忽诸"，故意欲方药、针灸两家同筏，使医者能够左右逢源，会归一致，乃比较《灵枢》《素问》《针灸甲乙经》之异同，参照《伤寒论》之辨证论治方法，于1817年编著《针灸逢源》一书。全书共6卷，卷一、卷二为《灵枢》《素问》有关针灸的原文，作为针灸学的理论基础；卷三为群英荟萃，撷取历代针灸专著及诸家针灸医论之精要；卷四为经穴考证；卷五为各种病症针灸治法；卷六对临床各科病症进行病因、病机分析，并附有部分汤药处方以济针灸之治。该书是一本内容丰富且具有一定特色的综合性的针灸专著，与明代同类针灸著作相比，总体上类似《针灸大成》，而编排取舍更为精当。对《黄帝内经》原文注释详细，经穴数目上增加了中枢、急脉2穴。该书可谓总结前贤临床实践，嘉惠后学的一部良书。

3. **吴亦鼎**。吴亦鼎（生卒年月不详），字砚丞，安徽省歙县人。清代后期针灸学家。吴亦鼎针对明末清初以来众多医家存在着重药轻针、重针轻灸的倾向，力昌灸法，于 1851 年编著《神灸经论》一书，以纠时弊。全书共分 4 卷，详列蓄艾、用艾、病症的分类灸治、灸忌、十二经脉和奇经八脉的循行分布路线，以及相关经穴的定位、主治等。附有经脉、腧穴图和腧穴歌诀，是一本较为系统、完整、通俗易懂、图文并茂、实用性极强的灸疗专著，对后世灸疗大有贡献。

4.《医宗金鉴》。《医宗金鉴》是 1733 年由太医吴谦负责编修的一部汉医丛书。《医宗金鉴》这个书名是由乾隆皇帝钦定的。《医宗金鉴》被《四库全书》收入，在《四库全书总目提要》中对《医宗金鉴》有很高的评价。自成书以来，这部御制钦定的太医院教科书就被一再翻刻重印。《刺灸心法要诀》是本书的重要内容，共 8 卷，全面汇集了成书以前历代前贤针灸精要，编辑歌诀 144 首，附图 134 幅，易诵好学。《医宗金鉴》成书以后，乾隆皇帝赐编书者每人一具清制针灸铜人作为奖励。1743 年以后，《医宗金鉴》被列为太医院医学生的教科书。

5. 廖鸿润。廖鸿润（生卒年月不详），字达宾，湖南省醴陵市人。廖鸿润精于针灸，于 1874 年著成《针灸集成》（又叫《勉学堂针灸集成》）一书，共 4 卷。卷一，介绍针灸学的基本知识，有针法、灸法、禁针穴、禁灸穴、十四经走向及所主症候、脏腑主病症等；卷二，介绍人体各系统病症的针灸治法和内、外、妇、儿各科病症的针灸治法；卷三、卷四，详细叙述十四经腧穴和

140 多个经外奇穴的定位、主治等。该书是针灸作品辑录经外奇穴最多的著作。廖鸿润的《针灸集成》，拯针道于衰落之时，救黎民于危难之际，是清末时期在艰难困境中对针灸学做出的巨大贡献。

1840 年鸦片战争以后，随着国外殖民主义的侵入，西医学也逐渐传入中国，整个中医事业受到了史无前例的冲击，针灸学更是濒于灭亡。

（十一）民国时期针灸学的起伏

民国时期，虽然形成了中医、西医的并存局面，但是，民国政府和北洋政府的政要崇洋媚外，对中医采取自生自灭的政策，甚至歧视、排斥中医；西医学界的一部分人为了达到全面占领中国医疗市场的目的，不择手段地诋毁、诽谤中医；在中医界本身也有少数人出于自身的需要，重药轻针，对针灸持怀疑和排斥态度。在这三股势力的重压之下，特别是反动政府几次通过"废止中医的立案"，使中医经历了有史以来最为艰难的时期。但是由于广大中医工作者的强烈反对及全国人民对中医的信赖和热爱，针灸才得以免遭灭顶之灾，但只能在民间流传和运用。

北洋政府崇洋媚外，极力鼓吹民族虚无主义，从 1914 年起就提出了"废止中医"的主张。1929 年 2 月，国民党政府正式通过了"废止中医"的提案，他们的倒行逆施，立刻引起了全国各地中医界和全国各界人民的强烈反对。1929年3月17日，在上海中医药团体的发起下，全国15个省132个中医药团体的近300名代表在上海集会，声讨反动政府的罪恶行径。会上成立了"全国中医药团体总联合会"，并组织赴南京请愿团，强烈要求国民党政府取消所谓"废止中医"的提案。上海中医药人员还罢工半天以示抗议。这一斗争，得到了全国人民的大力支持和声援，并取得了胜利，废止中医案最终未能实施，从此便将3月17日定为"中医节"。

1933年和1935年，国民党政府不甘失败，又曾2次提出废止中医的主张，但中医界许多志士同各界爱国人士力争，不畏强暴，保护了中医学这一精粹遗产。著名针灸学家承淡安就是站在这场斗争前列的勇士，他相继创办了我国针灸研究社、中国针灸专科学校及针灸学术刊物《针灸杂志》，带动了全国的针灸有识之士纷纷组建针灸学社、针灸研究所、针灸学院校，成立了专门从事针灸教学、医疗、科学研究的学术组织和机构，为针灸学的人才培养做出了很大贡献。

（十二）中华人民共和国成立后针灸事业的振兴

1949年，中华人民共和国成立以后，百废待兴，毛主席亲自提出"洋为中用，古为今用"的发展方针，我国的中医针灸事业得到了空前的发展。1951年以后，我国相继成立了上海中医学院、广州中医学院、南京中医学院、成都中医学院、北京中医学院，各院校均设立了针推系，各地也相继成立了针灸研究所等，为国家培养了大批针灸专业人才，涌现出大批针灸名家，树立了针灸的社会地位。代表人物有承淡安、任作田、鲁之俊、朱琏、张缙、胡熙明、王雪苔等。他们以针灸事业为己任，为振兴我国针灸事业呕心沥血，为中国针灸走向世界做出了贡献。更值得中医人庆幸的是，自 2017 年 7 月 1 日起，我国首部《中医药法》正式施行，作为中华民族瑰宝的中医药正式迈入有法可依的时代。新法的颁布对行业未来发展产生重大影响。在《中医药法》保驾护航下，中医药这个华夏民族"失散多年的儿子"，终将回归到它正常的轨道，迎来盼望已久的春天，推动中华文明伟大复兴！

1. **黄竹斋**。黄竹斋（1885～1960），名谦，又名维翰，字吉人，竹斋亦其字，晚号中南山人，又号诚中子，陕西省临潼（今西安市临潼区）人。黄竹斋是职业军医，参加过辛亥革命，曾任中央国医馆理事兼编审委员，对当时的医学教育提出过许多建设性意见，在振兴和发展针灸事业方面功不可没。新中国成立以后，历任中国中医科学院针灸科主任、中国针灸学术委员会委员等职。《针灸经穴图考》是黄氏根据自己多年钻研《黄帝内经》《难经》《针灸甲乙经》等 60 余部古典医书，搜集有关针灸文献资料，结合自己的针灸临床经验编撰而成，于1935 年问世。全书共分 8 卷，以十四经脉为纲，以 365 穴及部分经外奇穴为目，每穴之后列其主要验案，冠以

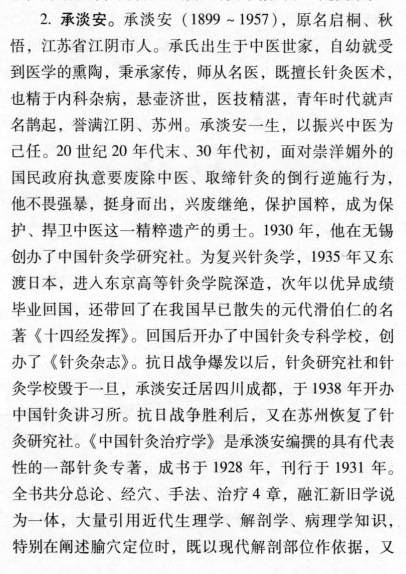

针灸要法。为了便于初学者学习针灸知识，黄氏还以歌诀形式编写了《针灸经穴歌赋读本》，内容精练，语言简洁，韵味浓郁，为普及和推广针灸学做出了一定贡献。

2. **承淡安**。承淡安（1899～1957），原名启桐、秋悟，江苏省江阴市人。承氏出生于中医世家，自幼就受到医学的熏陶，秉承家传，师从名医，既擅长针灸医术，也精于内科杂病，悬壶济世，医技精湛，青年时代就声名鹊起，誉满江阴、苏州。承淡安一生，以振兴中医为己任。20世纪20年代末、30年代初，面对崇洋媚外的国民政府执意要废除中医、取缔针灸的倒行逆施行为，他不畏强暴，挺身而出，兴废继绝，保护国粹，成为保护、捍卫中医这一精粹遗产的勇士。1930年，他在无锡创办了中国针灸学研究社。为复兴针灸学，1935年又东渡日本，进入东京高等针灸学院深造，次年以优异成绩毕业回国，还带回了在我国早已散失的元代滑伯仁的名著《十四经发挥》。回国后开办了中国针灸专科学校，创办了《针灸杂志》。抗日战争爆发以后，针灸研究社和针灸学校毁于一旦，承淡安迁居四川成都，于1938年开办中国针灸讲习所。抗日战争胜利后，又在苏州恢复了针灸研究社。《中国针灸治疗学》是承淡安编撰的具有代表性的一部针灸专著，成书于1928年，刊行于1931年。全书共分总论、经穴、手法、治疗4章，融汇新旧学说为一体，大量引用近代生理学、解剖学、病理学知识，特别在阐述腧穴定位时，既以现代解剖部位作依据，又附以人体照片实录，使初学者易于掌握。论述刺法删繁就简，用自己在临床上总结出来的几种手法取而代之，针灸治疗病种多达 274 种，涉及内、外、妇、儿、五官各科。由于该书理论联系实际，且颇具个人独到见解，深受后人青睐。1940 年，他在《中国针灸治疗学》的基础上又扩编为《中国针灸学讲义》，以进一步适应针灸讲习所学员的学习。1954 年，他被南京中医学院（今南京中医药大学）聘为院长，后又担任中华医学会会长、中国科学院院士等职。

3. **陆瘦燕**。陆瘦燕（1909～1969），江苏省昆山市人。陆瘦燕出生于上海市嘉定西门外严庙乡一个针灸医师家庭。他的父李培卿，育有 6 子 2 女，陆氏排行最小，因出嗣陆门，故改姓为陆，迁居昆山（有书记载"陆氏出嗣舅家"，纯属误传）。陆氏幼年精读《黄帝内经》《难经》《针灸甲乙经》《类经》《针灸大成》等书。陆瘦燕先生是我国现代著名针灸学家和教育家。他少年时随父习医，得其真传，18 岁即在上海悬壶济世，因针刺沉疴屡见奇效，求治者络绎不绝，成为一代名医。他开创了针灸实验之先河，还开办了"陆瘦燕、朱汝功针灸学习班"，在国内外针灸界颇具影响。"陆氏针灸疗法"已被列为"上海市非物质文化遗产名录项目"。

4. **郑魁山**。郑魁山（1918～2010），甘肃中医药大学教授、全国首批名老中医药学术经验继承指导老师、甘肃省首届名中医、国务院特殊津贴享受者，号称"西北针王""中国针灸当代针法研究之父"。他创立了汗、吐、下、和、温、清、消、补的针灸治疗八法,首次公开郑氏几代家传针灸手法、秘方、配穴。他的代表著作有《郑魁山针灸临证经验集》《针灸集锦》《子午流注与灵龟八法》《针灸问答》《针灸补泻手技》等。

5. **程莘农**。程莘农(1921~2015),原名希伊,号莘农,江苏省淮安市人,著名的针灸学家。程莘农为人师表,诲人不倦,多年来言传身教,提携后进,培养了一大批针灸的后起之秀,是中国针灸教育培训事业的开拓者之一,在针灸临床、教学、科研及国际合作与传播方面取得了极为丰硕的成果,成为针灸界的大家,为针灸学的传承、发展、创新做出了突出的贡献。他的代表著作有《难经概述》《难经语释》《中国针灸学概要》《针灸精义》《简明针灸学》《中国针灸学》等。